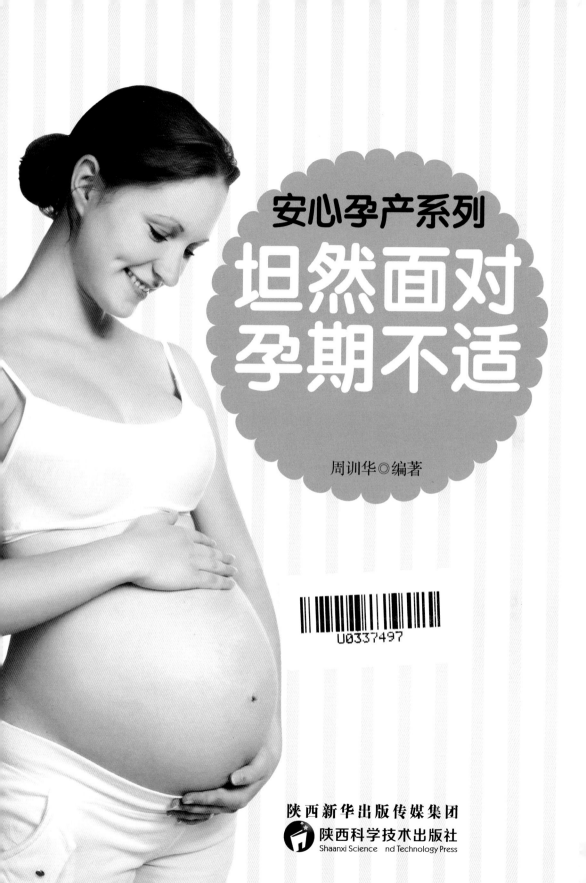

安心孕产系列

坦然面对孕期不适

周训华◎编著

陕西新华出版传媒集团

陕西科学技术出版社

Shaanxi Science nd Technology Press

图书在版编目（CIP）数据

坦然面对孕期不适 / 周训华编著 . — 西安：陕西
科学技术出版社，2017.7
（安心孕产系列）
ISBN 978-7-5369-6983-4

Ⅰ．①坦… Ⅱ．①周… Ⅲ．①妊娠期－妇幼保健－基
本知识 Ⅳ．① R715.3

中国版本图书馆 CIP 数据核字（2017）第 081916 号

安心孕产系列·坦然面对孕期不适

ANXIN YUNCHAN XILIE · TANRAN MIANDUI YUNQI BUSHI

出 版 者	陕西新华出版传媒集团　陕西科学技术出版社
	西安北大街 131 号　邮编 710003
	电话（029）87211894　传真（029）87218236
	http://www.snstp.com
发 行 者	陕西新华出版传媒集团　陕西科学技术出版社
	电话（029）87212206　（029）87260001
文案统筹	深圳市金版文化发展股份有限公司
摄影摄像	深圳市金版文化发展股份有限公司
印　　刷	深圳市雅佳图印刷有限公司
规　　格	723mm×1020mm　16 开本
印　　张	12
字　　数	200 千字
版　　次	2017 年 7 月第 1 版
	2017 年 7 月第 1 次印刷
书　　号	ISBN 978-7-5369-6983-4
定　　价	36.80 元

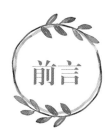

前言

　　对于每一个即将晋级为孕妈妈的女性来说，在满心期待、欢欣鼓舞地拥抱新生命之前，必须先经历10个月的辛苦路程，这就像在经历一次大型的闯关旅程，从频繁的晨吐，到乳房胀痛、疲劳乏力、尿频和尿失禁、便秘、下肢甚至全身水肿，肚子变大的同时身上也布满了难看的妊娠斑和妊娠纹……这些可能会让初次怀孕的你感到陌生又烦恼，不知如何正确应对，但是为了能顺利迎接宝宝的降生，孕妈妈还是要咬紧牙关，一个个地勇敢闯过去。

　　除了孕期家人的悉心照料和陪伴，孕妈妈或许还缺少一些专业的孕产知识，帮助你了解孕期的正常生理和心理变化，将孕期的多种不适感降到最低，轻松地面对怀孕这个幸福与艰辛并存的时刻，既保护自己，又顾好宝宝，这本《安心孕产系列·坦然面对孕期不适》便是你的好帮手了。

　　本书主要是针对孕妈妈缓解孕期不适的指导用书，分为三章，内容涵盖孕期变化指标、常见不适与应对、饮食调理、生活照护、运动推荐，还有医生的特别提醒和孕妈妈经验谈，试图给予孕妈妈针对性的帮助。

　　孕妈妈要知道，只要做好充分的知识储备，了解从孕早期到分娩结束的各项检查过程，知道每一个检查时间段的重点项目，提前学习在妊娠的不同阶段可能出现的不适及调养方法，做好功课，并对怀孕过程中的自身状况进行监测，就能安然度过十月幸福孕程，轻轻松松告别不适，做健康、快乐的孕妈妈，顺利娩出一个健康聪明的宝贝。

　　最后，衷心地希望每一位孕妈妈都能安度孕期，顺利生产！

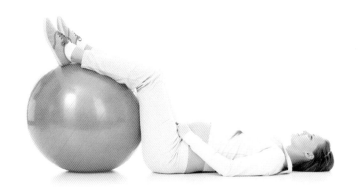

目录 CONTENTS

Part1 孕早期，和早孕反应作斗争

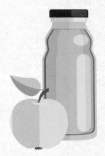

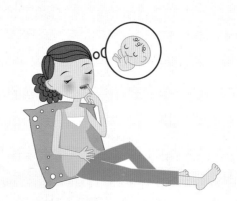

Part2 孕中期，幸福与不适并存的时光

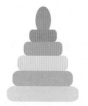

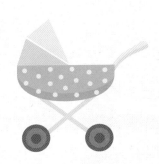

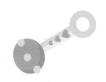

Part3 孕晚期，即将"卸货"告别不适

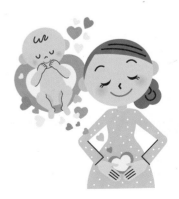

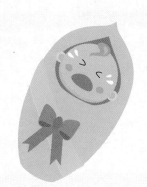

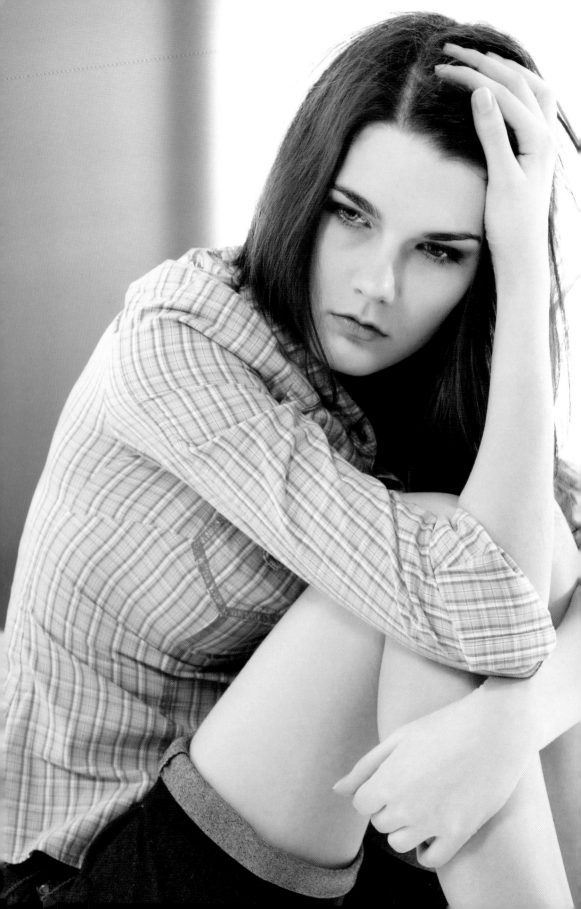

Part 1

孕早期，和早孕反应作斗争

孕初，孕妈妈可能会对小生命的悄然到来感到欣喜和激动，同时也感受着身体的变化。也许你的外观看起来还不像一个孕妇，但是诸如恶心、晨吐等早孕反应却时时提醒着你，你已经是一个孕妈妈了，请尽情享受这些甜蜜的烦恼吧！

一、惊喜发现，小生命悄然而至

怀胎十月，准爸爸和孕妈妈总想知道腹中这个小生命是怎样一点一滴地成长起来的。这的确是一个神奇的过程，虽然无法亲眼看见，但可以透过文字窥探一二。

孕 1 月，还不知道你来了

怀孕第 1 个月，大部分孕妈妈的早孕反应并不强烈，甚至表现不出来，只有通过测量基础体温、验孕棒测试等方法才知道自己怀孕了。

孕 1 月孕妇指标	
体型	和怀孕前差不多，体型和体重基本没有变化
子宫	子宫壁变得柔软、肥厚，大小、形态基本无变化
乳房	乳房稍变硬，乳头颜色变深并且变得很敏感，稍微触碰就会引起痛感，也有的孕妈妈会感觉不到
体温	排卵后基础体温稍高，持续 3 周以上
妊娠反应	一般在孕 6 周左右出现，少数比较敏感的孕妈妈刚怀孕即出现恶心、呕吐症状，有的还会出现身体疲乏无力、发热、畏寒等
情绪	孕妈妈可能会出现焦虑不安、兴奋、骄傲、多疑等情绪，这些都是正常的

孕 1 月胎儿指标			
胎重	0 ~ 1 克	胎长	0 ~ 4 毫米
五官	眼睛、鼻子、耳朵尚未形成，但嘴和下巴的雏形已经能看到了		
四肢	身体像小海马的形状，有长长的尾巴。手脚因为太小，肉眼还看不清楚		
器官	血液循环系统的原型已出现，受精卵不断地分裂，一部分形成大脑，另一部分则形成神经组织		

孕 2 月，外表基本没变化

怀孕的第 2 个月，大部分孕妈妈应该已经知道自己怀孕了。这时候，从外表上看，孕妈妈仍然没有什么变化，不过胚胎已经在孕妈妈子宫里安营扎寨，并开始飞速地成长与发育了。

孕 2 月孕妇指标	
体型	孕妈妈的体型正在不知不觉中发生着微小的变化，如果是经产妇，体型变化更快、更明显
子宫	随着孕周的增加，孕妈妈的子宫壁变得很软，宫颈变厚
乳房	乳房变得又大又软，乳晕有小结节突出，触碰时还可能会觉得疼痛
妊娠反应	大多数孕妈妈都会出现恶心、孕吐、乳房胀痛、疲劳以及尿频等症状，对气味越来越敏感
情绪	情绪容易改变，易焦虑不安，有时还会流泪。这些情绪变化有些是由体内激素变化引起的，有些是由具体情况引起的

孕 2 月胎儿指标				
胎重	1～4 克		胎长	1～3 厘米
五官	眼睛、耳朵、嘴巴开始出现轮廓，外耳开始出现小皱纹，人脸的模样已经基本形成			
四肢	骨骼处于软体状态，孕 5 周时，手、脚处于萌芽状态；孕 7 周时，头、身体、手脚开始有区别，尾巴逐渐缩短；孕 8 周末时，用肉眼可以分辨出头、身体、手脚			
器官	脑、脊髓、眼、耳朵、心脏、胃肠、肝脏初具规模，内外生殖器的原基能辨认，但从外表上还分辨不出性别			
胎盘	子宫内底蜕膜内绒毛大量增加，逐渐形成胎盘			
脐带	脐带形成，孕妇和胎儿的联系进一步加强			

3 孕3月，早孕反应进行时

怀孕第3个月，孕妈妈逐渐进入到早孕反应的高潮期，各种不适轮番来袭。一般来说，过了这个月，早孕反应会自行消退，准爸爸和其他家庭成员要帮助准妈妈度过这段特殊的时期。

孕3月孕妇指标

体型	孕妈妈明显感觉到腰变粗了，同时臀部正在变宽，为子宫的变大腾出更多的空间
子宫	孕妈妈的子宫现在看起来像个柚子，子宫随着胎儿的生长逐渐增大，宫底可触及耻骨联合之上
乳房	乳房除胀痛外，开始进一步增大，乳晕和乳头色素沉着更明显，颜色变黑
阴道分泌物	受到盆腔充血与黄体素持续旺盛分泌的影响，盆腔内器官血液聚集，发生充血和瘀血，阴道的分泌物比平时略多
排尿	增大的子宫开始压迫位于前方的膀胱及后方的直肠，导致膀胱容量减小，出现尿频，而且总有尿不尽的感觉
排便	子宫压迫直肠，出现便秘或腹泻
情绪	受孕激素的影响，孕妈妈的情绪波动会很大，会出现伤心、愉快或易怒等多种情绪

孕3月胎儿指标

胎重	4～40克	胎长	3～10厘米
头部	头部仍占整个身体长度的一半左右。由于大脑的发育，前额位于头部的上端，高高地向前凸出		
四肢	整个身体中头部显得格外大；尾巴完全消失；眼睛及手指、脚趾清晰可辨；四肢在羊水中已能自由活动；左右腿还可交替做屈伸动作		
器官	肋骨、皮下血管、心脏、肝脏、胃肠正在发育；自身形成了血液循环；已有输尿管，可排出一点点尿；骨骼和关节尚在发育中；外生殖器分化完毕，可辨认出性别		
胎动	这时胎宝宝活动并不强烈，孕妈妈暂时还未能感觉到胎动		

二、攻克不适，轻松度过孕早期

在孕早期，孕妈妈有可能会出现孕吐、尿频等不适症状，这是需要适应怀孕状态的时期，也是胎儿急剧成长的时期，如何应对这些不适是摆在孕妈妈们面前的课题。

1 莫名而来的恶心、呕吐

说到早孕反应，很多人的第一反应就是恶心、呕吐。的确，这是早孕反应中最典型的一种，也是绝大多数孕妈妈都会经历的症状。不过，大多数孕妈妈的早孕反应在孕初期过后会慢慢减轻，甚至消失，所以只要坚持度过这段时间就好了。下面我们一起来了解下孕吐的相关知识吧！

怀孕了都会这样吗

孕吐是大部分孕妈妈都会经历的正常生理现象，每个孕妈妈的孕吐反应有所不同，有的人比较严重，有的人则相对较轻。烟味、腥味等气味会引起某些孕妈妈不舒服，使其出现食欲下降、眩晕等症状，甚至恶心、呕吐。还有的孕妈妈吐完之后会想吃酸的，或想吃平时根本不爱吃的食物。

这要吐到什么时候

孕吐通常在怀孕6周左右开始，在此后的1个多月里，这种症状会越来越严重。大约有一半的孕妈妈到孕14周时，就不再感到恶心了。有的孕妈妈则可能需要1个月左右的时间，恶心症状才会慢慢减退。不过，孕吐还有可能会卷土重来，贯穿整个孕期，这与个人身体素质有关。

怎么晨起的反应最严重

孕吐反应多数在清晨时较为严重，许多孕妈妈都有经验。这是因为，经过一夜的时间，孕妈妈胃内的食物已经被消化得差不多了，呈现出空腹的状态，而空腹容易引起反胃。另外，多数人已养成一早起床便刷牙洗脸的习惯，经过一整晚的睡眠，胃中的胃酸已累积许多，唾液量也会相对增加，所以，当孕妈妈将牙刷放入口腔的时候，就会造成间接催吐。

吐得厉害，会影响宝宝的发育吗

一般来说，轻度到中度的恶心和呕吐，不会影响胎宝宝的健康。只要没有出现脱水或进食过少的情况，即使在孕早期体重没有增加，也没什么问题。因为胎儿尚小，母体的养分足够供给胎儿成长所需。

不进食还会呕吐吗

呕吐主要是孕期激素水平变化带来的症状，与进食与否关系不大。怀孕时，体内会分泌大量黄体素，这些激素会让孕妈妈感到疲倦不适，甚至影响到食欲，大部分的孕妈妈需要 3 ~ 4 个月的时间来适应这些激素的变化，在此期间，即使不进食，也可能产生孕吐的症状。

可以多服用维生素 B_6 止吐吗

维生素 B_6 是维生素的一种，多吃也是有危害的。有些孕妈妈把维生素 B_6 当成止吐药，稍有恶心就服用。其实，长期过多服用维生素 B_6，会使胎儿产生依赖性。胎儿出生后，容易出现兴奋、哭闹不安、易受惊、眼珠颤动，甚至惊厥等不良反应。建议孕妈妈在出现剧烈孕吐症状时再服用维生素 B_6。

吐得厉害，能吃酸味食物吗

怀孕后胎盘分泌出的绒毛膜促性腺激素会抑制胃酸分泌，使消化酶活性降低，影响胃肠的消化吸收功能，使孕妈妈食欲下降、恶心、呕吐。而酸味能刺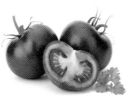激胃液的分泌，提高消化酶的活性，促进胃肠蠕动，增加食欲。孕妈妈呕吐严重的时候，可以适当吃点儿酸味食物开胃，如西红柿、柑橘，还可以泡柠檬水喝。

● 不适症状巧应对

如果恶心、呕吐不严重，孕妈妈能够忍受，则不需要特殊治疗，只要保持平常心，保证充足睡眠，少食多餐，选择自己喜欢吃的清淡、易消化的食物即可；如果孕妈妈反应较严重，呈持续性呕吐，甚至不能进食、喝水，则必须到医院诊治，及时处理。

即使会吐也要多吃点

由于呕吐严重，加上看见食物就恶心，有的孕妈妈会选择少吃东西甚至不吃。其实，这种做法是不对的，这样不利于孕妈妈维持自身健康，也不利于胎宝宝的健康成长。孕妈妈不应该"因吐废食"，而应秉承"吃完了吐、吐完了再吃"的原则，即便吃完会吐出来也要尽可能地多吃点。

少食多餐更舒适

孕妈妈一次吃下太多的食物，胃部容易饱胀，有可能引起呕吐。每餐少吃一点，一天的饮食量分作五六餐甚至更多餐吃下，能有效减轻肠胃的负担，减少孕吐发生的频率，孕妈妈感觉也更加舒适。用餐的时间也可以灵活一些，不必非要定点进食，可以在孕吐反应停止或者恶心、反胃不那么严重的时候适时地吃点东西。

吃点干的缓解孕吐

有的孕妈妈发现，反胃的时候吃点干的食物，如饼干、烤馍片、烧饼、面包片等能缓解恶心、呕吐的症状。的确，这些干的食物相对而言刺激性小、不油腻，能有效减少孕妈妈反胃。另外，饼干还能吸收胃酸，让孕妈妈不容易反酸难受，所以，孕吐时可以适当吃点儿干的。

水果入菜，增进食欲

水果入菜不仅可以增加菜肴的风味，还可以让人食欲大增。因为水果受热以后，细胞壁得到软化，质地较软，对肠道刺激减小，加上酸酸甜甜的口感，能使人胃口大开，特别适合孕期消化吸收能力较差、食欲不佳的孕妈妈。例如，石榴咕噜肉、蜜瓜三文鱼等都是好吃又好看的水果菜品。

尽量避开会引起反胃的食物

有时孕妈妈的恶心或反胃在某几样食品上表现得特别明显，一旦看到或者闻到这些食物就会出现反胃症状。对于这类易引起胃部不适的食物，孕妈妈应尽量避开。

解除心理压力，缓解孕吐

心理因素也会导致孕吐的产生。特别是对于一些初为人母的孕妈妈来说，怀孕之后，面临着养儿育女的压力以及身份、地位的改变，许多孕妈妈都会出现不同程度的精神紧张、不安，情绪变得敏感，从而引起孕吐反应。这时，不妨试着转换一下心情，孕吐就会有所好转。

防孕吐，按摩冲阳、太白穴

正确的穴位按摩可以帮助孕妈妈预防和缓解孕吐反应，如按摩冲阳穴、太白穴。这两个穴位都位于脚背，适度按压，能调节脾胃功能，防吐止吐。孕早期孕吐反应较为严重的孕妈妈可以每天按摩一次，每次 3 ~ 5 分钟即可。

不吐时，做些轻微活动

孕妈妈不能因为恶心、呕吐就整日卧床，这样只会加重早孕反应。如果活动太少，恶心、食欲不佳、倦怠等症状就会更为严重，长此以往便形成恶性循环。当不吐的时候，应该适当做些轻微的活动。如在家附近购物，或散步几分钟，都能帮助孕妈妈转换心情，减轻身体不适。

不宜使用药物抑制孕吐

轻微的恶心、呕吐对母子健康影响不大，不治也可自愈。孕妇呕吐不严重时，家人应对她们进行安慰、鼓励，为其准备可口的饭菜等，更多地用食疗等自然疗法缓解孕吐，不宜服用止吐药。因为很多药物能透过胎盘进入胎儿体内，对宝宝身体不利。

孕妈妈经验谈： **平衡工作与孕吐的小妙招**

怀孕初期恶心或呕吐是一种自然现象，大部分孕妇都会经历。那么，上班族孕妈妈如何应付孕吐呢？首先，做到安心地接受它，不去在意它，而把注意力集中在工作上，症状就能轻很多。其次，准备一些能缓解孕吐的小零食，如饼干，反胃的时候吃一点，能好很多。

食欲不振，吃什么都没胃口

孕妈妈在孕早期很容易出现食欲不振，甚至什么都吃不下的情况。这种情况很让人担心，明明宝宝发育需要营养，可是偏偏什么都不想吃！其实，这是一种正常的早孕反应。

吃不进，还担心会吐

除了呕吐，很多孕妈妈会发现自己在孕早期会出现另一个恼人的症状，就是食欲不振。有的孕妈妈表现为明显的胃口改变，平时喜欢吃的东西，现在一点都不想了，甚至看到就反胃。平时能吃 100 克米饭的人，现在连几十克都吃不下，还时时想吐。

其实，这也是正常的生理现象。一方面，在怀孕早期，体内的激素分泌会发生变化，雌激素水平迅速升高，人绒毛膜促性腺激素也迅速升高。虽然现在还并不能科学地解释人绒毛膜促性腺激素与食欲不振的关系，但研究发现，食欲不振和人绒毛膜促性腺激素的成长值有很大的同步性；另一方面，在怀孕初期，孕妈妈心理情绪的起伏，孕期身体不适，都会使口味改变、食欲不振，若再加上气候等外在影响，食欲不振的问题则会更加严重。

● 不适症状巧应对

食欲不振会影响孕妈妈自身的身体健康，也会妨碍胎宝宝的正常生长发育，尤其是在孕早期，胎盘尚未稳定，如果因为母体营养摄入不足而阻碍胎宝宝的成长，势必对安胎和养胎不利。来看看如何应对这种情况吧！

合理安排进餐时间

为了应对食欲不振的状况，孕妈妈应该合理安排一天的进餐时间，通过规律的用餐节奏，帮助胃部适应怀孕的状态。起床后（7：00～8：00）喝一杯温开水，不仅可以湿润口腔、食管、胃黏膜，冲刷附着于黏膜的黏液和胆汁，还能促进胃肠蠕动，为进餐做好准备。早餐时间 7：30～8：30，如果时间允许，早餐时间可以持续 20～30 分钟。加餐时间 10：00～10：30，一般建议孕妈妈采取在一日三餐中间加两餐的用餐方式。午餐时间 11：30～12：00。下午点心时间 16：00～16：30，这个时候孕妈妈可以适当吃点小零食作为加餐。晚餐时间 17：30～18：00，由于晚上需要的能量较少，孕妈妈最好不要吃太饱。

食物烹饪尽量保留营养

食欲不振影响了孕妈妈的进食量，如何在烹饪中最大程度地保留住营养就变得非常重要了，因为这关系到如何让孕妈妈通过有限的食材摄取足够的营养。这里就推荐几种能够比较好地保留营养的烹饪方式。

▶ **第一，快炒**。快炒的烹饪方式常用于日常炒菜中，特别是炒绿叶青菜，这样能有效减少烹饪过程中流失的营养素，食材中水溶性维生素的损失通常也少于炖、煮等方法。快炒时应掌握好食用油的用量，合理控油是快炒的窍门之一。多放油会大幅增加菜品的脂肪含量，同时造成类胡萝卜素的损失。适合快炒的是质地脆嫩且容易熟的食材。另外，油温的把控也是快炒的一个重要环节，等油快要冒烟还没有冒烟的时候放菜最好。

▶ **第二，蒸**。如果想吃热食，蒸菜可能是几大烹饪方法中最容易操作的一种了。蒸菜比较大的优势是几乎保留了食材的全部营养，而且油烟较少，不会摄入过多油脂。虽然是简单的操作，蒸菜时还是要注意尽量将食材平铺。荤菜、素菜都可以用来蒸。蒸绿叶菜要控制时间才能保持翠绿的颜色。应该把菜摊放在瓷盘、漏篮或草编蒸笼上，尽量铺平一些以便蒸汽接触，再放进上汽的蒸锅中，按菜量多少和火力的大小，调整蒸的时间。

▶ **第三，水煮**。水煮也是家庭中比较常用的烹调方式，尤其到了冬天，像煲汤、煲菜这样热乎乎的菜式更受欢迎。水煮烹调包括煮、煲、焯烫等，靠水来给食物传热。水煮虽然不会产生有害物质，但在烹饪过程中会有大量可溶性物质溶于水中，如维生素 C、维生素 B_2 和叶酸等。食用的时候可以连汤喝掉，就不容易损失这些营养素。焯烫绿叶蔬菜时必须在水沸的状态下入锅，开大火，再次沸腾后立刻捞出。菜量大时宜分批焯烫，尽量缩短加热时间，减少营养素的损失。

为防止孕妈妈在早孕时营养不良，要设法提高孕妈妈的食欲。在食物的选择、加工及烹调过程中要多下工夫，注意食物的色、香、味。根据个人的经济能力、地理环境、季节变化来选择食物及其加工、烹调方法，使孕妈妈能够摄入丰富的营养。

食物外在形态要能够吸引孕妈妈的食欲，同时还要清淡爽口、富有营养。多用如西红柿、黄瓜、辣椒、茄子、胡萝卜、哈密瓜、苹果等食材，它们色彩鲜艳，营养丰富，易诱发人的食欲。

饮食多变化，迎合孕妈妈口味

 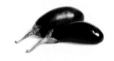

所选择的食品要适合孕妈妈的口味，在选择食物前要尽量征求孕妈妈的意见，烹调要多样化，可以多尝试使用不同的烹饪方法。可根据孕妈妈的不同情况和饮食习惯，选择不同的材料，烹调出美味可口的食物。在烹调食物上多花心思，尽量让餐桌上的饭菜看起来既美味可口，又花样繁多。

做做运动更开胃

怀孕早期，孕妈妈经常感到精神不振，不想活动。加上时不时袭来的早孕反应，呕吐、恶心、头晕、疲倦轮番上阵，孕妈妈更加容易变得懒懒的，只想躺在床上。其实，长时间的休息只会让孕妈妈更加疲乏，甚至使得体内的食物得不到消化，进而影响食欲，让孕妈妈更加吃不下饭。因此，孕妈妈要坚持适度的运动。第一，运动有利于释放不良情绪，使自己感觉更加神清气爽。第二，孕妈妈多做运动，才能有助于体内的消化，不至于积食引起消化不良。第三，运动能促进消化酶分泌，也能让孕妈妈胃口更好。

但是，由于孕早期特殊的生理特点，这一时期的运动要适度、适量，不能做剧烈运动，以免影响胎儿在子宫内的生长。孕妈妈最好在运动之前先咨询一下医生，在医生的指导之下合理运动。

孕妈妈经验谈： 想吃的时候就要吃

经常听到这样的事情，孕妈妈说想要吃这个、想要吃那个，但是真正把东西摆在她眼前时，她又说不想要了。其实，这种情形并不奇怪，出现这种情况，很可能是因为孕妈妈对某样东西的食欲转瞬即逝，上午说想吃，哪怕是中午吃到都可能已经晚了。这很可能跟孕妈妈身体的一系列生理变化有关，让孕妈妈的口味变得奇怪，且难以捉摸。这时，准爸爸和其他家人要理解孕妈妈，不要轻易认为这是孕妈妈任性的表现。在孕妈妈想到要吃什么食物的时候，要尽可能地满足她，因为一旦过了这个时间点，她很可能就不想要了。

另外，对于经常恶心、反胃、食欲不振的孕妈妈来说，要珍惜弥足珍贵的食欲，不论是什么时候，想吃的时候就尽可能多吃一点。不要因为担心呕吐，或者怕胖等其他原因，而控制自己的食欲。实际上，孕早期可能是整个孕期中最容易食欲不振的时期。这个时期，大多数孕妈妈要做的是想办法增加食欲，让自己多吃一点。

总的来说，就是孕早期的孕妈妈想吃的时候就要吃。但是，这里不包括那些对特殊食物有偏爱的例子，如爱吃巧克力、冰激凌、炸薯条、咸菜等的孕妈妈就不能过于放纵自己对这些食物的爱好，而要适可而止。当然，如果怀孕以来，孕妈妈的食欲一直比较正常，那么也可以按照平时的喜好来合理安排饮食，均衡摄取营养。

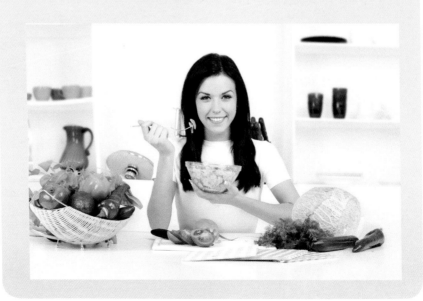

3 乳房隐隐胀痛

怀孕之后，孕妈妈身体上一个很大的变化就体现在乳房上。具体来说，乳房会逐渐膨胀、柔软，伴有刺痛和瘙痒感，乳晕变大，颜色加深，乳头凸出。

怀孕4～6周后乳房开始有胀痛感

在肚子还没显示出怀孕的迹象之前，孕妈妈的乳房已经有了变化，孕激素在让宝宝发育的同时，也让孕妈妈的乳房变得跟以前不太一样。在怀孕4～6周时，乳房可能开始有胀痛感。最早的轻微疼痛感和肿胀感类似于月经周期后半段乳房的感觉，只是更强烈一些。

乳房的变化是由刺激乳腺生长的激素猛增导致的。当激素分泌的时候，孕妈妈可能会感觉整个乳房都在悸动，乳房可能会感觉刺痛、酸痛、温暖和饱满，对触碰更敏感，偶尔还可能会感觉到时断时续的长达几分钟的抽动。你很可能会发现，乳晕变大了，颜色加深了，乳晕上那些分泌抗菌润滑液的小腺体变得更加明显了，使得乳晕看上去凹凸不平。乳房上的血管可能也更明显了，就像是遍布乳房的一条条溪流，为乳房输送更多的血液。

不仅胀痛，乳房也在变大

孕期乳房不仅会胀痛，还会变大。单是乳房的变化就会在孕期为孕妈妈增加差不多0.9千克的体重。乳房小的孕妈妈会发现这些变化尤其明显，且初产妇比经产妇的变化更明显。

进入妊娠的第二个月时，乳房便会逐渐膨胀起来，还变得十分柔软，并且由于乳腺的肥大，乳房会长出类似肿块的东西。接着，乳房皮肤下的血管变得明显且突出。乳头也会渐渐变大，乳晕颜色由于色素沉淀的增加而日益加深。

虽然身体的其他部分在怀孕分娩后逐渐恢复原状，但是乳房会变得比以前丰满些，方便给新生儿哺乳。

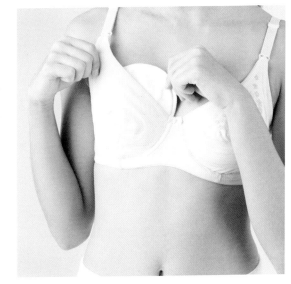

孕前的那些内衣已经不再适合

通常孕妈妈的乳房在孕早期会增大 1 个罩杯，在之后的孕期里会继续增大 1 个罩杯，整个孕期增大 2 ~ 3 个罩杯都是正常现象。到了怀孕 3 个月左右，原来孕前的内衣就不大合适了。

孕妈妈可能会为衣服的尺寸感到抓狂，不知道自己到底该穿什么号码的衣服。旧衣服感觉太紧，换大一号的衣服又有点儿松松垮垮。也许孕妈妈还没有在身体上，包括情感上，准备好穿孕妇装。其实，这时候，孕妈妈就应该开始选购一件大一点的孕妇胸罩了。

挑选的时候注意，首先考虑内衣的舒适性。一定要确保肩带和搭扣可以调整，以适应不断增大的乳房的需要；罩杯应该平滑地贴合胸部，无皱褶，无缝隙。尽管大多数孕妈妈发现自己产前的罩杯尺寸在怀孕第 6 个月时达到最大，但是胸腔的不断扩张仍需要一再放松束缚。所以，当孕妈妈购买胸罩时，要保证扣到最紧仍很舒适，这样可以给胸腔留出扩张的余地。

● 不适症状巧应对

怀孕后乳房出现的一系列变化虽然是正常的生理变化，但是孕妈妈可以通过正确的日常护理加以改善，具体包括饮食调理、按摩护理，以及做好乳房清洁等工作。

适量补充维生素 E	维生素 E 对孕期乳房的保健大有裨益，它能调节雌激素的分泌，还能抗氧化，从而促进胸部发育、缓解胀痛。但是，人体对维生素 E 的需要量并不大，成人每天可摄取 10 ~ 14 毫克，孕妈妈可以在此基础上适当增加 5 ~ 10 毫克，建议从食物中摄取天然的维生素 E，不要服用补品。
必要时给自己按摩按摩	孕妈妈按摩乳房的好处很多，不仅可以软化乳房，使乳管腺畅通，减少胀痛感；还能刺激乳头和乳晕，使乳头的皮肤变得更有弹性，将来宝宝吸吮也更容易。孕妈妈不妨学着给自己按摩。

step 1　清洁乳房和双手。

step 2　一只手横放在另一侧乳房上，另一只手压在该手上，双手重叠用力向胸部中央推压乳房按摩。

step 3　将双手手指并拢，放在乳房斜下方，从乳房根部振动整个乳房，然后用双手将乳房向斜上方推压按摩。

step 4　从下面托起乳房，用双手向上推压乳房。

温馨提示 进行以上按摩步骤时双手必须握住整个乳房，动作幅度要大，但严禁乱揉捏，以免乳腺受伤。

step 5　用手托住乳房，自锁骨下乳房基底部以中指和食指向乳头方向按摩，以拇指和食指揉捏乳头以增加乳头韧性。

热敷也能缓解胀痛感

热敷是另一种缓解乳房胀痛的好方法，而且没有副作用。掌握热敷乳房的正确方法，能很好地帮助孕早期的孕妈妈护理乳房。

用干净的毛巾蘸些温开水，由乳头中心往乳晕方向成环形慢慢擦拭，两侧轮流热敷，每侧15分钟，同时配合下列按摩方式。

▶ **环形按摩：** 双手置于乳房的上、下方，以环形方向按摩整个乳房。

▶ **螺旋形按摩：** 一手托住乳房，另一手食指和中指以螺旋形向乳头方向按摩。

▶ **指压式按摩：** 双手张开置于乳房两侧，由乳房向乳头挤压。

每天起床前和临睡前，都可以先热敷乳房，然后配合按摩进行乳房护理。用温开水擦洗后，在乳头、乳晕上涂一层油脂，再用湿热毛巾敷盖乳房5分钟，然后做以上乳房按摩操，每节操做20～30次，这样效果会更理想。

**乳房清洁
很重要**

怀孕后乳房更加敏感，孕妈妈要比以前更重视乳房的清洁工作，清洁乳房不仅可以保持乳腺管的通畅，减轻胀痛，又有助于增加乳头的韧性。此时不能完全照搬孕前的清洁方式。

清洗乳房要用清水。女性在怀孕期间，乳房上皮脂腺的分泌增加，乳晕上的汗腺也随之肥大，乳头变得柔软，而汗腺与皮脂腺分泌物的增加使皮肤表面酸化，导致角质层被软化。香皂、沐浴液等清洁物品，容易把分泌物洗掉，不利于乳房保健。

专家指出，经常使用香皂类的清洁物品，会通过机械与化学作用洗去皮肤表面的角化层细胞，促使细胞分裂增生。如果经常去除这些角化层细胞，就会损坏皮肤表面的保护层，使表皮层肿胀。这种肿胀就是由于乳房局部过分干燥、黏结及细胞脱落引起的。香皂在不断地使皮肤表面碱化的同时，还促进皮肤上碱性菌丛增生，更使得乳房局部酸化变得困难。因此，孕妈妈最好用温开水清洗乳房。

孕妈妈经验谈： **乳房检查，及早发现异常情况**

在妊娠期间，孕妈妈的乳房表面上的变化是变大、变丰满，实质上则是由在激素长时间的作用下乳腺管腺泡增生引起，整个身体处于高雌激素、孕激素水平，所以这个时期也是乳腺肿瘤的高发期。孕妈妈平时要注意对乳房进行自我检查。

如果孕前就患有乳腺增生或是纤维瘤，那么肿块极有可能在妊娠期间逐渐增大，病情发展甚至出现恶变；有些妊娠前乳房非常健康的孕妈妈，也有可能由于激素水平严重失调，导致类似病情的出现。所以建议孕妈妈在妊娠过程中，定期进行乳房自检。具体方法和非孕期的乳房自检差不多，可以平躺在床上，用一侧的手轻柔地对对侧乳房进行按压，从乳房的外上侧开始逆时针或顺时针旋转，然后更换为另一侧。如果触摸到任何肿块，需及时到乳腺科就诊。

4 疲劳乏力，没精神

孕早期的孕妈妈经常会觉得疲劳乏力，提不起精神来，乍一看还以为是感冒了。其实这是孕早期的正常生理现象，孕妈妈不必太在意，可以通过饮食和日常作息等进行调整。

疲劳困倦是早孕反应之一

怀孕初期感觉虚弱、乏力、疲惫都是正常的，属于早孕反应之一，因为这时胎儿在生长，需要孕妈妈放慢身体节奏。孕早期犯困的症状一般比较严重，主要是受体内激素分泌变化的影响。怀孕初期，有些孕妈妈的身体会分泌出一种类似麻醉剂的激素，它的主要成分是黄体酮，主要作用于子宫。这种物质使子宫的肌纤维松弛，避免过早的疼痛，从而使得胎儿可以不受干扰地成长。但这些黄体酮会使孕妈妈的基本体温升高，因此孕妈妈会缺乏体力。而且孕妈妈的心跳频率会变高，以此来提供更多的氧气并运送到子宫，因此孕妈妈会觉得格外疲劳。

● 不适症状巧应对

孕期想要应对疲劳和困倦的不适，孕妈妈必须从调整日常作息开始，保证充足的优质睡眠，同时还可以通过食疗、运动、按摩等方式，给身体提神，让身心得到更多的休养和调整，安心度过孕早期。

调整作息，保证优质睡眠

孕早期的孕妈妈比平时更容易疲劳瞌睡，这时，调整一天的作息，保证充足、优质的睡眠就显得尤其重要了。

人体实际上设定的就是日落而息、日出而作的作息生物钟，只是在现代人的生活模式下很少有人能够有条件做到这一点。在忙碌的一天结束后，孕妈妈可能很渴望有自己的时间，但是要听从身体的需要，要是孕妈妈渴望睡觉，那就睡，孕期比平时至少要早睡一小时。

古语说的"早睡早起"，非常符合人体天然的激素周期。每个人体内的加速激素（皮质醇）在早晨6点的时候最高，到了晚上当减速激素（褪黑素）开启时，就开始下降。遵循这个生理特点，孕妈妈就应该早睡早起，保证每一天的睡眠时间不少于8小时。

工作再忙，中午也要休息一会儿

职场孕妈妈要兼顾工作和怀孕，不得不多照顾自己一些。白天工作再忙，中午最好也能抽出一个小时来小睡，以补充上午工作耗费的精力，也为下午的工作准备好满满的精神。

职场孕妈妈的午睡应注意以下几点：

▶ **要注意保暖。**夏天要避免在出风口的地方睡觉，以免着凉，最好在办公室内准备好一条毛毯，以便睡觉的时候可以盖。

▶ **午睡的时间最好以 1 个小时内为佳。**睡的时间过久，人体就会进入深睡眠的状态，如果突然醒来，脑部的血液供应量可能会不足，孕妈妈可能会感到轻微的头痛和全身乏力，午睡以 1 个小时为佳。

▶ **不要趴在桌上睡。**趴着睡觉会减少头部的血液和氧气的供应量，睡醒后容易出现头晕眼花、乏力等现象。而且趴在桌上睡觉会压迫到胸部，影响血液循环和神经传导，也不利于脊柱和颈椎的健康。

▶ **午睡后不要马上开始工作。**应先慢慢坐起来活动一下身体，然后喝一杯温开水，之后再开始工作。这样可以让精神更好，不容易困倦。

备点水果，下午提提神

下午对于职场人来说格外漫长，因此需要充足的精力和体力才能应付好下午的工作。对于正处在孕早期，常常犯困疲劳的孕妈妈来说，这时候就更需要为自己找点支援了。不用担心，绿色天然的水果就可以帮得上忙，它们之中有很多正是提神健脑的佳品。

苹果具有天然的怡人香气，这种清香气味有舒缓压力、提神醒脑的功效，而苹果中充足的矿物质硼，也同样可以使困倦的大脑快速恢复到清醒状态；菠萝含有大量的果糖、葡萄糖、B 族维生素、维生素 C、柠檬酸等营养物质，能促进新陈代谢，消除疲劳感；香蕉中含有相当多的钾和镁，能消除疲劳。这些水果孕妈妈都可以适量选择食用。

消除疲劳，补充 B 族维生素

为了更好地消除疲劳、抵御困倦，孕妈妈可以适当补充 B 族维生素，因为 B 族维生素中有不少都能起到提神醒脑的作用。

维生素 B_1 能促进体内糖代谢，使糖代谢的产物丙酮酸彻底氧化，提供机体所需要的能量，消除疲劳。摄入维生素 B_1 最能发挥消除身体疲劳的作用，可减轻疲劳时肌肉酸痛、精神不振等症状。孕期每天食用维生素 B_1 约 1.5 ~ 1.8 毫克即可，其中以丙硫硫胺形式的效果最好，且维持作用时间较长。

另外，维生素 B_6、维生素 B_{12} 等 B 族维生素还是缓解精神压力的天然解毒剂，是消除人体疲劳必不可少的营养素，也是中国人最容易缺乏的维生素，适量补充对孕早期孕妈妈的身体有益。

维生素 B_5 与体内三大产能营养素的代谢关系密切，维生素 B_5 不足时会造成多种代谢障碍。缺乏维生素 B_5 时机体产热能会降低，身体容易疲劳，精力会大减。孕期每天维生素 B_5 需要量为 5 ~ 9 毫克左右。

多吃富含碳水化合物的食物

当孕妈妈摄入碳水化合物不足时，会导致血糖减低，全身乏力，从而加重原本就容易出现的疲乏困倦，对自身和宝宝健康都是不利的。

碳水化合物即糖类，为人体供应所需要的能量，人体所需的能量中有 70% 来自碳水化合物。孕妈妈可以从每天的主食中摄取一定的碳水化合物，保证胎儿每天新陈代谢所需的营养素，还要保持自身的血糖水平正常，以免影响胎儿代谢，妨碍正常生长。

孕妈妈如果想快速补充能量，一个简单又快捷的方法就是通过饮食补充碳水化合物，如大米、小米、玉米、土豆、白薯、红薯等谷薯类。蔬菜、水果等进入人体后，也会被分解成碳水化合物，所以这些食物也可以作为孕妈妈良好的能量来源。

增加活动量，放松身心

有些孕妈妈会因为自身出现的疲乏困倦状态而变得懒懒的，整天只想坐着或躺着。其实这样做对缓解孕期疲劳并没有什么好处，相反，还会让人精神倦怠，血液循环不畅，新陈代谢缓慢，加重早孕反应。所以，我们提倡孕早期的孕妈妈适当增加活动量，通过合理运动放松身心，让自己精神抖擞、神清气爽。

其实，适量的孕期运动对孕妈妈和宝宝来说都是有好处的。不过，孕妈妈无论采用哪种运动形式，建议按照热身运动 (5 ~ 10 分钟)、正式运动 (20 分钟) 及运动后放松 (5 ~ 10 分钟)3 个阶段进行，避免运动意外。同时运动期间注意监测孕妈妈血压及心率，必要时进行胎心监测以排除宫缩。

疲劳乏力时，请准爸爸帮忙按摩

当孕妈妈受到早孕反应的影响，出现疲劳、乏力、困倦时，往往会不知所措，用言语安慰当然是一种办法，却起不到实际的作用。这时候，按摩就是准爸爸用行动对孕妈妈表示关心的良好方式了。透过准爸爸体贴的手法、温柔的力道，不仅能舒缓孕妈妈的身体不适，更能增进夫妻感情。

孕妈妈经验谈： 易疲劳，谨防孕期缺铁

如果孕妈妈的孕期疲劳经过以上调整措施仍不见好转，或者还一直加重的话，就要看看是否存在缺铁的情况。因为疲劳是铁缺乏和缺铁性贫血常见的症状之一。铁缺乏可出现疲劳、易怒、注意力下降及脱发等症状，也有一些程度较轻者可能不会注意到任何症状。

缺铁的孕妈妈可通过食补的方式补充铁元素。膳食中的铁分为血红素铁和非血红素铁，血红素铁主要来自动物源性食物，非血红素铁主要来自植物源性食物。血红素铁比非血红素铁更容易吸收，含血红素铁高的食物有动物血、肝脏、红色肉类、鱼类、贝类、禽类、禽蛋等。

5 尿频，一天跑 N 趟厕所

尿频可能是怀孕初期最让孕妈妈尴尬的一种症状。那些还在上着班的职场孕妈妈更是苦不堪言，开个会都要跑 N 趟厕所。

怀孕初期尿频是正常的

孕妈妈正在为孕育宝宝而制造更多的血液，需要流经肾脏的血液自然会带来更频繁的小便。此外，变大的子宫正好位于膀胱后面，肯定会不时地提醒你它的存在。尿频是怀孕初期的正常现象，正常孕妈妈的尿频具有以下表现：

◆ 小便次数增多，白天排尿超过 7 次，晚上排尿超过 2 次。

◆ 每次排尿的间隔在 2 个小时以内。

◆ 小便时没有尿急、尿痛、发热、腰痛等现象。

◆ 尿色正常，不浑浊，没有血尿现象。

◆ 没有小腹疼痛，小便舒畅，没有残尿感。

孕中期会有所缓解，孕晚期会加重

妇女的子宫位于骨盆腔的中央，其前方为膀胱，后方为直肠，子宫体可随膀胱和直肠的充盈程度不同而改变位置。正常情况下膀胱贮尿 400 毫升时才有尿意，约 4 小时排尿 1 次。

孕早期，子宫体增大但又未升入腹腔，在盆腔中占据了大部分空间，将膀胱向上推移，刺激膀胱，引起尿频。

孕中期，虽然子宫会进一步增大，但是它的位置也随之一步步升入腹腔中，较少占用盆腔的空间，对膀胱的压迫也比较小，孕妈妈会感到尿频得到一定程度的缓解。

到了孕晚期，随着胎儿的快速生长发育，孕妈妈的子宫受到的压力也越来越大。日渐膨胀的子宫又一次开始压迫邻近的膀胱，造成膀胱贮尿量的下降。于是，孕妈妈会发现，孕早期的尿频似乎再次回来了。原先一天只要上 4 次厕所，现在居然 1 小时不到就要上一次。怀孕初期可能有一半的孕妈妈尿频，但是到了后期，有将近 80% 的孕妈妈会为尿频所困扰。

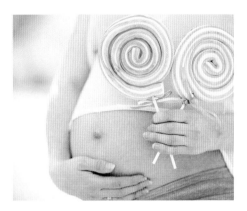

尿频什么时候会消失

虽然孕中期孕妈妈尿频的现象会得到一定程度的缓解，但也不是完全消失。尿频真正消失要等到宝宝出生几天之后。在产后的头几天内，尿频现象依然会存在，产妇小便的频率和尿量可能比怀孕时还高。这是因为身体要排出怀孕期间体内滞留的额外液体。几天后，产妇的小便频率就应该恢复到怀孕前的正常状态，不像以前那么尿频了。

哪些情况下，尿频是疾病征兆

每个孕妈妈的尿频情况不一样。除了正常的子宫压迫外，还有一些疾病也会引起尿频现象。孕妈妈对待孕期尿频不可掉以轻心。出现以下现象，就有可能是病理性尿频，建议孕妈妈及时就医诊治。

◆ 小便次数增加，白天排尿超过 7 次，晚上排尿超过 2 次，且排尿的间隔在 2 个小时以内。

◆ 伴有尿急、尿痛、发热、腰痛等现象，总觉得尿不干净。

◆ 尿液浑浊，甚至出现血尿。

◆ 出现多口渴、多饮水、多排尿的"三多"症状。

导致尿频的疾病可能有以下这些：

◆ 炎症刺激，膀胱内有炎症时，神经感受阈值降低，尿意中枢处于兴奋状态，产生尿频。

◆ 尿路结石、异物、感染，通常以尿频为主要表现。

◆ 膀胱容量减少，如膀胱占位性病变、结核性膀胱挛缩或较大的膀胱结石等。

◆ 精神神经性尿频，尿频仅见于白昼，或夜间入睡前，常属精神紧张或见于癔病患者，此时亦可伴有尿急、尿痛。

◆ 妊娠糖尿病。

● **不适症状巧应对**

出现尿频的孕妈妈，可以通过调整自身的生活习惯来改善，例如出门前排空小便、少吃利尿食物、遵循正确的饮水方式、避免仰卧位等，这些改变看似很小，但却可以帮助你解决实际问题。

出门前、参加会议前，及时排尽小便

饱受尿频之苦的孕妈妈们，要掌握自己的排尿规律，在出门前、参加会议前，首先排空膀胱，以免在出门办事的过程中或者会议途中需要上厕所而带来麻烦和尴尬。

另外，为了能够更好地控制小便、排空膀胱，孕妈妈可以试试训练盆底肌肉的凯格尔运动。具体做法是在每次小便的中间尝试停止4～5次，只用盆底肌肉的力量控制，下腹部不要用力。

合理饮水

有的孕妈妈因为受到尿频的困扰，就开始减少喝水的量，想要通过控制尿量来摆脱尿频的困扰。其实，这样的做法并不可取。水对人体很重要，成年人每日至少应该补充8杯的饮水量以保证身体新陈代谢所需，对于孕妈妈而言，喝好水、保证饮水充足更加重要。体内缺水会使脑细胞脱水，进而影响胎宝宝与孕妈妈自身的健康，因此孕妈妈千万不可为了避免一时的尴尬而选择可能造成一生遗憾的事情。即使是上班族孕妈妈，也应该保证足够的饮水量，最好每2小时饮水200毫升。

孕妈妈可以选择在早晨起床时喝一杯新鲜开水。早饭前30分钟，以小口慢喝的方式喝200毫升25～30摄氏度的温开水，可以温润肠胃，刺激肠胃蠕动，对保持孕妈妈的健康有益。为了晚上尽量不用起夜排尿，可以在睡前1～2小时内停止饮水。另外，对孕妈妈来说，不渴也要常喝水，因为口渴就表示体内水分已经失衡。孕妈妈喝水无须定时，次数不限。

少吃利尿食物

为了缓解孕期尿频的症状，孕妈妈还要在饮食上多加注意。一般来说，那些具有利尿功效的食物这时候就可以少吃或不吃了，比如西瓜、茯苓、海带、薏米、冬瓜、荷叶、苹果醋、车前草、玉米须、西红柿、绿豆、莴笋等，应尽量少吃。特别是晚上，最好不要吃这些食物。

避免仰卧压
迫输尿管

孕妈妈休息时要注意采取侧卧位，避免仰卧位。侧卧可减轻子宫对输尿管的压迫，防治肾盂、输尿管积存尿液而感染，还能有效减轻尿频的症状。另外，习惯于仰睡的孕妈妈可能会发生仰卧位低血压综合征，应做好防护措施。

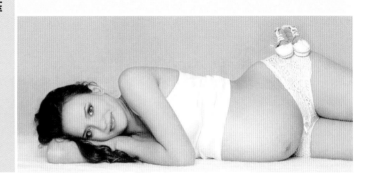

孕妈妈经验谈：千万不能憋尿

孕妈妈要正确认识尿频，理解生理性尿频是孕期的正常现象。千万别因"怕麻烦"而憋尿，膀胱受不了"内外交困"的压力，很容易发生膀胱炎症。人体贮存尿液的膀胱有一定的伸展性。平时，膀胱很小，当尿液越来越多时，膀胱就被撑大。如果长期不及时排尿，膀胱就失去弹性，不能恢复原状了。长此以往，会使身体产生的废物排不出去，还可能引起尿毒症。

另外，憋尿也使孕妈妈心神不宁、血压上升，此时，起身上厕所是一种轻微的活动，也是极好的放松。

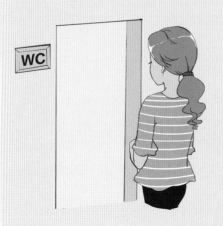

6 头晕目眩，偶尔还会头痛

怀孕后，久坐起身的一瞬间会出现头晕，有时还伴随着头痛，很多孕妈妈为此感到困惑。其实，只要找对引起头晕的原因，并做出调整，就能为自己的辛苦怀孕过程省去不少麻烦。

头晕可能与血压偏低有关

孕早期由于胎盘的形成，血压会有一定程度的下降。原有高血压病的孕妇，血压下降幅度会更大。血压下降后，流至大脑的血流量就会随之减少，造成大脑血供应不足，使大脑缺血、缺氧，从而引起头晕。这种一时性的脑供血不足，一般至孕7个月时即可恢复正常。

激素变化，易导致头晕

由于怀孕后新陈代谢加快，加上雌激素、孕激素及胎盘生乳素的作用，使得胰岛生理功能非常旺盛，胰岛的β细胞增生，胰岛血流量增多，孕妈妈血液中胰岛素水平偏高，以致孕妈妈血糖（尤其是空腹血糖）偏低。再者，孕早期血液中的孕酮增多，导致出现早孕反应，孕妈妈会因为恶心、呕吐影响进食甚至使其容易空腹，也会使血糖偏低。血糖低，就会使细胞获得的能量减少，营养的摄入不足，从而导致孕妈妈出现头晕、乏力等不适症状。

体位不妥，压迫血管

怀孕早期，孕妈妈们还未把握正确的坐卧体位，加上孕期有些孕妈妈神经功能较差，血管张力不好，错误的体位会压迫血管，使静脉回流受阻，导致心脑供血不足，造成脑缺氧、头晕等症状，甚至产生昏厥。

头晕还应警惕贫血

孕期血容量增加，血浆增加的量要比红细胞多，血液呈稀释状态，使孕妈妈很容易产生生理性贫血，特别是原本就有高血压的孕妈妈，其血压更会大幅度地下降。另外，孕妈妈除了要满足自身对铁的需求，还要一部分铁来满足发育中的宝宝，这时候如果铁没有得到及时的补充，很容易发生贫血。所以，在孕早期出现头晕时，孕妈妈应警惕是否是由贫血引起的。

● 不适症状巧应对

由以上内容我们了解了孕期头晕和头痛的原因，孕妈妈可以采取以下措施预防或缓解该不适。

关注日常饮食营养

除了贫血，低血压和低血糖也是导致孕妈妈头晕的主要原因。孕妈妈们除了进食一些补血食物外，还可适当补充高钠、高胆固醇食物，提高血胆固醇浓度，增加动脉紧张度，使血压上升，如动物肝脏、蛋、猪骨等。低血压并伴有食欲不振者，可以吃适量能刺激食欲的食物，如姜、葱等。

适量进食补血食物

孕妈妈在妊娠早期容易产生生理性贫血，加上妊娠反应影响了相关营养元素的吸收，此时应适量进食补血食物，改善贫血，预防头晕发生。摄入量应该根据身体情况适当增加，除了可以吃医生开的补铁剂以外，也要在日常饮食中多吃以下4类食物：

▶ **动物的血和肝脏**。动物肝脏中既含有丰富的铁、维生素A，也有较丰富的叶酸，同时还含有其他的微量元素，如锌、硒等，能有效促进身体对铁质的吸收，促进造血。

▶ **新鲜的蔬菜**。新鲜的绿色蔬菜含有丰富的叶酸。叶酸虽然不是造血的主力，但能促进人体生成红细胞，辅助造血。所以，孕妈妈可食用一些含叶酸丰富的蔬菜，如菠菜，以辅助缓解贫血引起的头晕。

▶ **黑色食物**。很多黑色的食物含有丰富的铁物质，具有明显改善营养性贫血的功效，可以起到补血的作用。所以，孕妈妈贫血头晕不妨多吃一些黑色的食物，比如黑豆、黑木耳、黑芝麻等。

▶ **新鲜的水果**。一些水果中不但含有维生素，还含有铁元素，是体弱贫血者的滋补佳品，不但对胎儿营养有益，也能使孕妈妈面色红润，血脉畅通，所以孕妈妈可以适当地吃一些水果。

随身携带饼干、糖果，预防低血糖

为预防因低血糖引起的头晕，孕妈妈，尤其是既要忙于工作又要孕育胎儿的职场孕妈妈，可以携带一些补充糖分的食物。快速增高血糖水平是应对低血糖反应的主要措施，如饮用糖水、食用糖果等。低血糖严重时，还需要增加口服碳水化合物的量，如食用面包、饼干等。所以，孕妈妈们可以随身携带饼干、糖果等食物，这些食物既方便携带，又能使孕妈妈们在饥饿时及时得到补充，以填饱肚子、补充能量，一旦头晕发作，也能起到一定的治疗作用，使头晕等低血糖症状得以及时缓解。

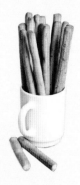

定期产检，及早预防贫血

妊娠期妈妈们发生贫血的过程较为缓慢，在贫血的早期难以察觉。为了避免贫血，怀孕时应定期进行血常规检查。通过检查血液中血红蛋白的含量，来了解体内造血情况，当血红蛋白低于 110 克 / 升时，就表示贫血，贫血了就会影响孕妈妈自身和胎儿的健康，需要及时进行治疗。

避免久站或仰卧

纵轴范围位置的变化引起的头晕，称为体位性头晕。无论是久站还是仰卧时间过长，都会引起体位性头晕，尤其是对于孕妇这一特殊群体来说，从孕早期开始，孕妈妈就应该适当注意自己的坐、卧、行走姿势是否正确，避免出现体位性头晕。例如，在躺着时，尽可能侧卧而不是平卧；坐着时，可适当做些腿部动作，如双腿抬起、放下等。另外，处于坐位或卧位时应缓慢起身，以便血液流回脑内，恢复大脑血液供应。在一段时间站立后应适当坐一会，长时间躺卧后，起身活动一下，可以伸个懒腰，在屋子里来回走走，以降低头晕目眩等症状的发生率。

**适度户外
锻炼**

　　长时间处在封闭、空气不流通的环境里，会使孕妈妈出现胸闷、头晕等不适情况。而温暖的阳光、新鲜的空气可以愉悦孕妈妈的心情。适度进行户外运动，孕妈妈怀孕初期"害喜"症状可以得以减轻，头晕、头痛等不适也会得以缓解。但是，孕妈妈在运动时应考虑活动的强度，尽量选择强度较小的、比较舒缓的运动，还应注意时间不要过长。除此之外，户外锻炼还应注意以下几点：

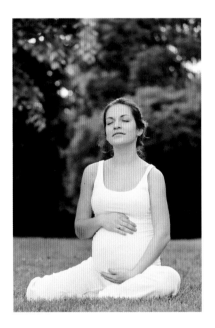

◆　千万不要在太累的时候进行锻炼。

◆　运动时应慢慢开始，缓和进行，最后慢慢平静地结束。

◆锻炼过程中需时不时地停下来休息一下。

◆　不要在高温和潮湿的天气里锻炼。

◆　锻炼前后要及时补充水分。

◆　锻炼过程中一旦身体出现不适需立即看医生。

孕妈妈经验谈： **如果伴有水肿，应尽早就医**

　　孕早期头晕时出现水肿的症状，要考虑水肿是否是由身体其他器官的疾病（如心脏病、肾脏病或是肝硬化等）所引起的，如：肾脏患病时，轻者会眼睑和面部水肿，重者全身水肿；心脏患病时，足部和腰部会出现水肿。所以，出现水肿时应及时就医，找出原因，以便有针对性地及时治疗，远离危险。

7 腹部隐隐作痛，好担心

小生命在腹部成长，一旦出现腹痛，孕妈妈们会特别忧虑和慌张，不知如何应对。其实，腹痛会持续整个孕期，孕妈妈们要学会正确处理。

因子宫膨胀引起的腹痛无须担心

在胚胎发育过程中，激素会使孕妈妈的韧带松弛，不断隆起的腹部也为肌肉和韧带带来更大的负担。子宫变大会向上牵拉支撑子宫的韧带，韧带随之伸展、变长，张力也随之增加，韧带附着处的子宫壁因此很容易受到牵引。这时候，子宫会出现不规则、无痛性收缩，做腹部检查时可以摸到，有时会感觉下腹发硬、发胀或有下坠感，会隐隐感觉到腹痛。这种疼痛属于孕早期出现的正常生理反应，时间不会过长，仅持续数秒或10余秒便消失了，无须进行治疗，休息后就可得到缓解。随着孕早期的结束，这种生理性不适也会自然消失，不必过度担心。

腹痛会持续整个孕期

由于子宫韧带拉伸程度发生变化、子宫收缩程度发生变化、胎动、身体负荷增大等，腹痛这种现象可能会持续出现在整个孕期。

孕早、中期，随着子宫增大，子宫圆韧带被牵拉，很多孕妈妈下腹部子宫一侧或双侧会产生牵涉痛、钝痛或隐痛等不同程度的痛感。孕晚期，随着胎儿不断长大，胎儿的不断发育使孕妈妈的腹部以及全身的负担也随之增加，加上接近临产，出现腹痛的次数会比早、中期明显增加。而且，在怀孕过程中，宝宝在妈妈的肚子里也会进行各种活动，由此产生胎动。常见的胎动如宝宝踢妈妈肚子的行为，会引发孕妈妈腹部疼痛。因此，腹痛时孕妈妈不必过度担忧，应正确看待和面对腹痛。

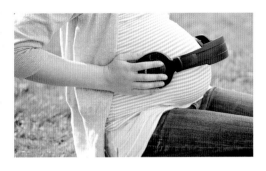

● 不适症状巧应对

孕早期出现的腹痛有很多种情况，孕妈妈需要具体问题具体分析，不可一概而论。尤其是腹痛严重时，应首先辨明是病理性腹痛还是生理性腹痛，必要时应去正规医院进行检查，排除不良原因，对症解决问题。

**通过疼痛部
位和症状，
辨别病理性
腹痛**

　　孕期腹痛，除了是正常的生理性腹痛外，还有可能是病理性腹痛。区分生理性腹痛和病理性腹痛，可通过疼痛部位和症状来辨别。如：急性阑尾炎，压痛多出现在右下腹，并且伴有体温升高等症状；胆囊炎，会出现上腹疼痛并伴有恶心、呕吐、发烧等症状，且疼痛会因饮食引起或加剧；食管裂孔疝，腹疼且多伴有胸闷气短、胸痛、胃里反酸、打嗝等症状；肠梗阻，腹部绞痛伴有呕吐、腹胀、排便和排气停止；急性胰腺炎，突然发作的持续性中上腹部剧痛，伴有发热、恶心、呕吐甚至休克；附件炎，腹痛不能触碰伴有发热、头痛、食欲不振、呕吐、腹泻、尿频、尿急等。因此，孕妈妈们应根据疼痛部位和症状的不同正确辨别疼痛性质，出现病理性腹痛时应及时就医，及时进行治疗，避免发生危险。

**就医检查，
排除不良
原因**

　　怀孕期间膨大的子宫会挤压到腹腔内的其他器官，很容易使孕妈妈混淆正常的腹痛和非正常腹痛。当孕妈妈停经后出现不规则的阴道流血，或是有阵发性隐痛的时候，需要及时去正规的医院进行检查，排除不良原因，如进行HCG测定、超声检查等，以排除葡萄胎。必要时，需根据医生的指示，考虑是否终止妊娠。

孕妈妈经验谈：孕初期腹痛应排除宫外孕和流产

　　导致孕期病理性腹痛的常见因素是先兆流产和宫外孕。孕妈妈感到痉挛并伴有疼痛、触痛，从一侧开始扩散到整个腹部时，若B超未见宫内妊娠，需做血HCG及孕酮检查，以排除宫外孕的可能。孕妈妈小腹中部痉挛并伴有出血或有规则性腹痛、腰痛、骨盆腔痛时，需做B超及相关检查，以排除先兆流产的可能。

8 阴道不慎出血

在怀孕过程中，孕妈妈有时会发现底裤上有血渍，这表示阴道出血了。此时应查明出血原因，同时做好相应的预防措施，防止阴道出血带来的伤害。

阴道出血提示有流产的风险吗

阴道出血预示可能有流产风险。在孕早期，因孕卵在着床过程中出现的轻微出血，或因激素变化而引起的短暂性出血症状，孕妈妈们不必担心。腹痛伴有严重的出血，或者经由阴道流出灰色或粉红色物质时，有可能发生流产，在这种情况下，必须马上到医院接受检查和治疗。

哪些原因会导致阴道出血

阴道出血的成因有很多，包括胎儿染色体异常、母体激素分泌失调、子宫先天发育异常、孕妈妈患有慢性疾病（如心脏病、肾脏病及血液疾病）、过度操劳等。根据出血原因，可以将孕早期出血分为以下几种情况：

◆ 母体方面引起的出血。主要是由于子宫疾病或者孕激素缺乏引起的。其次，母体患有慢性疾病、劳累过度、情绪激动等也是引起阴道出血的原因。

◆ 胚胎本身引起的出血。主要是由于胚胎本身存在问题引起的，如染色体异常、葡萄胎。

◆ 受到外力刺激引起的出血。主要是因为妊娠期间，子宫和腹腔本身会处于充血的状态，显得十分脆弱，有时候即使只是很轻微的刺激或稍微运动，都会引起出血。

● 不适症状巧应对

孕早期，如果孕妈妈的阴道不慎出血，应学会自我辨别，必要时可以去医院检查。不过，要想预防该不适，还得从孕前做起。

正确备孕，降低孕育风险

正确备孕不仅仅是为了优生，更是为了母婴健康。首先，备孕爸妈需做孕前检查，检测生殖器官和体内激素水平等健康状况，一方面排除影响正常孕育的不良因素，另一方面确保在孕前治愈备孕爸妈们体内的一些疾病，如泌尿系统感染、宫颈糜烂、前列腺疾病等。其次，夫妻双方应调养好生殖环境，调整作息和饮食，并保持良好的情绪。

有异常孕产史者，做好优生咨询

异常孕产史是指在孕育过程中出现过宫外孕、畸胎、胚胎停育、出生缺陷、反复自然流产、出生儿染色体异常等非正常情况。有过异常孕产史的孕妈妈们在孕前就应做好优生咨询，包括优生健康教育、病史询问、体格检查、风险评估、咨询指导等，为孕育做好充足的准备。通过这些优生咨询确认是否适合妊娠，或者通过检查与治疗调理好身体，避免再次出现类似不良孕产情况，减少孕育过程中自身和胎儿的风险。

孕前应戒烟戒酒

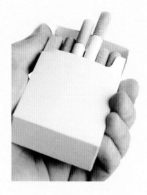

想要孕育一个健康的宝宝，孕前戒烟戒酒势在必行。香烟中含有大量的烟碱和尼古丁，这些有害物质进入人体后可造成全身血管的病变，子宫血管也会受到牵连。长期吸烟会影响体内的整个激素系统，影响卵巢功能，从而影响卵子的质量，引发不孕。孕早期吸烟还容易导致流产。

酒精极易引起人体染色体畸形变异，经常饮酒会使酒精滋养在备孕妈妈的血液中，造成卵子畸形。酒后受孕还会导致胎儿出现先天性畸形、先天智力低下等缺陷。

孕期不宜穿高跟鞋

高跟鞋虽然美观，但是对于孕妈妈们来说，要学会对它大声说"No"！孕期，孕妈妈穿高跟鞋，容易改变身体的重心，增加腹部、腿部等肌肉群的负担，容易产生疲劳且容易摔跤，诱发妊娠不良反应，如阴道出血，甚至流产。建议孕妈妈们穿着面料松软有弹性、鞋底防滑、方便脱卸的鞋子，既保证了身体的舒适度，又保证了孕妈妈和宝宝的安全。

孕期忌剧烈运动	孕期适度运动既有利于孕妈妈自然分娩、缓解孕期疲劳，又能促进宝宝的成长和发育。但是，毕竟处在一个非常特殊的时期，过于剧烈的运动，轻者会导致胎儿畸形、孕妈妈流产，重则危害生命安全。孕期内，孕妈妈应禁止进行剧烈的、活动幅度较大的运动，包括跑步、羽毛球、骑马、滑雪等潜存危险的运动，可选择比较温和的运动方式，如游泳、打太极、散步、比较简单的瑜伽等。
避免撞击腹部	孕期内，若孕妈妈的腹部受到撞击，会威胁母婴双方的安全，导致宝宝畸形、孕妇流产等情况。孕妈妈们应尽量少去人流密集的地方，如人流集中的集市、商场等，避免在人群拥挤等情况下，不小心被撞击到腹部，威胁宝宝和自身安全。同时，外出时应避免搭乘人流较多的交通工具，因为在车辆的行进过程中，人潮拥挤难免会发生腹部被撞的情况，增加流产的可能性。
不可过度劳累、搬提重物	过度劳累的情况下，容易引起阴道出血等情况的发生，严重时会导致流产。搬提重物时下腹部提气用力，会使子宫肌肉收缩，增加对胎儿的压力，而且搬东西时容易不小心碰到腹部，易导致胎儿畸形、流产等。孕期内，孕妈妈在工作上或家务上应根据自身状况而为，在难以完成的情况下，可主动寻求同事或家人的帮助。搬提重物时，亦可寻求周围或身边人的帮助，主动请他人帮忙分担。
孕早期避免性生活	孕早期，一方面胎盘与子宫壁的连接还不紧密，孕激素分泌不足，不能给胚胎强有力的支持。另一方面，孕早期胎儿的各种细胞高度分化，是各个脏器形成的时期。孕早期性生活，会刺激孕妈妈阴道和子宫收缩，子宫收缩严重时会导致流产。此外，夫妻性生活也容易使孕妈妈受到感染，从而感染胎儿，造成意想不到的后果。

不可乱用保胎药

中国有句古话，"是药三分毒"，不管是中药、西药还是补药，只要是药，都有其副作用，对孕妈妈的胎儿和健康都会有所影响。发生流产征兆后，孕妈妈们总是想千方百计保胎，求子心切的心情是可以理解的，但是必须经医生检查、对流产的原因作具体分析后，做出正确处理，绝不能擅自乱用保胎药。一般医生建议使用保胎药的指征是指先兆流产和习惯性流产两种。如果是胚胎自身存在缺陷，则没必要保胎。因此，擅自服用、随意服用、过度服用保胎药不仅起不到保胎的作用，反而会得不偿失。

慎用黄体酮

黄体酮也称为孕酮或性激素，临床上常用以保胎，俗称"保胎药"。黄体酮固然能起到保胎作用，但并非多多益善。黄体酮保胎的使用面是有限的，对于先兆流产固然有用，但是如果在孕酮正常的情况下，孕妇服用黄体酮增加孕酮激素，会导致体内胎儿出现明显的女性特征，男性胎儿会因为性激素不平衡，变得女性化，甚至会发生性器官畸形。同时，滥用黄体酮会使孕妈妈的消化功能减退、胃酸分泌减少，出现腹胀、烧心等不适，还易造成胎儿畸形。所以，孕妈妈们应慎用黄体酮，需要时请在医生的指导下使用。

孕妈妈经验谈：阴道出血尽早就医

阴道出血的原因有很多，出血时也存在很多潜在的风险，当孕妈妈发现自身阴道出血时，应及时就医，查找原因，以免产生不良后果。

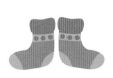
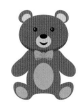

9 情绪起伏不定

孕妈妈经常会有这样的疑问：怀孕本是一件令人高兴的事，为什么我会感到如此不安？为什么温柔可人的我会变得如此暴躁易怒，对老公的不满也越来越多？下面会告诉你答案。

可能出现的情绪

女性在怀孕之后体内生理激素会有所变化，例如体内孕酮等激素激增，引起孕妈妈身体不适，对其心理造成压力，随着身份的转变、周围人的态度以及环境的变化等，经常会使孕妈妈心情变得反复无常，可能会出现以下情绪：

▶ **易怒。**很多孕妈妈怀孕之后，很难适应自己的角色变换，还未完全接受自己的母亲身份，同时又缺少相关的孕育经验，无法应对各种琐事，一丁点的状况都会使自己的生活节奏被打乱，容易产生消极情绪，脾气会变得越来越暴躁易怒。

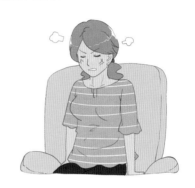

▶ **兴奋。**对于有妊娠计划孕妈妈来说，经过孕前的一番努力和计划，终于，一个小生命来临，象征着爱情的结晶和努力的回报，会给她带来无限惊喜和期待，等待一个小生命从胚胎发芽长大的过程往往会让其感受到为人父母的兴奋。

▶ **担忧。**在孕期，孕妈妈们要面对各种问题，包括自己的体型变化、皮肤变化等，很容易产生各种各样的担忧。比如：担心丈夫和公婆对孩子性别有偏见，担心怀孕时期身材走样会让老公厌恶，担心老公有外遇，担心宝宝不健康等。这些无形中会为自己平添不少烦恼。

▶ **容易对丈夫不满。**怀孕期间，孕妈妈从少女的角色转变为母亲的角色，身体和心理各方面的压力都比较大，以至于自己不能承担怀孕的一些巨大变化，往往会将焦虑转嫁给最亲近的人，会觉得丈夫对自己不够体贴、理解、照顾，甚至担心丈夫会嫌弃自己变丑、变胖等，从而对丈夫产生多种不满的情绪。

情绪也会影响胎儿生长发育

孕妈妈的情绪可影响胎儿的生长发育。这是因为孕妈妈的情绪会通过神经系统的调节而影响内分泌系统，产生相关激素，使血压升高，这些变化会通过胎盘的血液循环直接或间接地影响胎儿。

▶ **孕妈妈的不良情绪会引起胎儿情感、性格、心理上的变化。**

国外有学者认为，性格的形成在出生前 9 个月比出生后 6 个月更重要。而且现代科学也已证实，胎儿的性格一定程度上是在母体怀孕期生理、心理的影响下形成的。

◆ 当母体环境充满和谐、温暖、慈爱时，胎儿意识到等待自己的那个世界是美好的，进而逐步形成热爱生活、果断自信、活泼外向等优良性格。

◆ 孕妈妈生气、焦虑、紧张不安或忧郁悲伤时，同样会使胎儿情绪表现出不安和躁动。

◆ 孕妈妈过度焦虑时会使胎儿出生后好哭；孕妈妈高度沮丧和焦虑时会使宝宝过度活跃、无法集中精力。

◆ 孕妈妈情感冷漠时会使宝宝性格孤僻、自卑、多疑、怯懦、内向等。

▶ **当孕妈妈长期拥有负面情绪时，不仅影响自己的身心健康，还容易影响胎儿的生长发育。**

◆ 孕 7 ~ 10 周是胚胎腭部和脏器发育的关键时期，此时孕妈妈情绪过度紧张或暴怒，体内的去甲基肾上腺素会骤然增加 100 倍，可能会影响到胎儿心脏、嘴唇、腭部的发育，造成宝宝出生时存在一些缺陷，例如唇裂、腭裂、心脏缺陷等。

◆ 孕妈妈的情绪过于激动时，会使自身的血压上升，严重的话就会导致胎盘内的血液循环出现障碍，使胎宝宝出现暂时的缺氧。

◆ 当孕妈妈的心情过于抑郁不安时，会使胎儿的肢体运动增加，如果长期不安，就会使胎宝宝的体力消耗过大，导致宝宝早产或出生时体重偏低，增加婴儿夭折的风险。

● 不适症状巧应对

孕早期出现情绪起伏不定是很正常的，无论出现哪种情绪，孕妈妈都要学会正视它，试着接纳它，而不要产生抵触和排斥心理，还可以通过摄取适量食物转移注意力，尽量减少对胎宝宝造成的不良影响。

试着接纳自己的情绪

对于孕妈妈出现的情绪变化，孕妈妈们首先应试着接纳自己的情绪。学着接受有着坏情绪的自己，让自己的心情慢慢平静下来，再分析产生这些情绪的原因，找出自己性格上或心理上潜藏着的弱点或问题，然后试着接纳这样一个不完美的自己。下一次情绪出现的时候，也应该学着如何去与它更好地相处。

因此，妊娠期间，在面对自己的情绪变化的时候，孕妈妈们不要怀疑自己是否产生了心理疾病，不要认为焦虑、担心就意味着自己出了什么问题。应该认识到自己的情绪变化是孕期的一种正常现象。同时，在出现各种负面情绪时应及时做出相应的调整，不要过于纵容自己的坏脾气，比如，生气、担忧、心理发生矛盾时，孕妈妈可尽量静下心想想自己的行为是否过激，是否不应因为一些琐事而自我干扰，是否是自己过于担忧了，是否应该适当地对周围的事或人稍微有所宽容，在下次出现这种情绪的时候是不是应该更好地控制一下自己等。

以平和的心态面对怀孕这件事

有人说"人生是由一次次的尝试组成的"。那么，妊娠就是女人人生经历中较重要的一次尝试和经历。在面对怀孕这件事时，妈妈们应以平和的心态去应对。怀孕固然辛苦，孕妈妈也应树立自己成为一个母亲的自信心，相信自己能够完全担任这个角色。在面对怀孕过程中出现的问题时，尽量别钻牛角尖，不要把问题扩大化，对自己和身边人的要求勿过于苛刻，保持心境平和，积极寻求乐观和谐的生活。

　　小小的食物虽然很普通，但是其作用却不可小觑。除了保证人体日常的健康营养，还能创造很多美味。更重要的是，很多常见的食物，不仅营养丰富，其含有的元素还能起到减压、舒缓情绪的效果。例如：

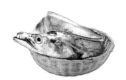

▶　**深海鱼。**鱼油含有 ω-3 脂肪酸，与抗忧郁成分有类似作用，可以调节神经传导，增加制造幸福感的血清素的分泌量，因此多吃深海鱼可起到调节情绪的作用。

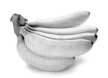

▶　**香蕉。**香蕉中含有一种称为生物碱的物质，可以帮助孕妈妈振奋精神、增强信心，但孕妈妈应注意控制摄入量，勿过多、过频繁食用。

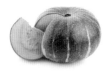

▶　**南瓜。**南瓜中富含维生素 B_6 和铁，能把身体所储存的血糖转变成葡萄糖，能够帮助妈咪们补充能量，减缓压力。

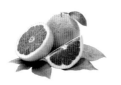

▶　**葡萄柚。**葡萄柚含有丰富的维生素 C，能够制造"多巴胺"，多巴胺会影响大脑的运作，传达开心的情绪，增加幸福感。

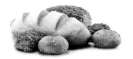

▶　**全麦面包。**全麦面包中所含有的硒等微量矿物质，能够帮助妈妈缓解焦躁的情绪。同时，碳水化合物有助于增加血清素，睡前吃点含碳水化合物的食物，有助眠效果。

　　因此，孕妈妈们在怀孕期间应适量吃些有助于缓解情绪的食物，品尝美味的同时，给自己紧绷的情绪松松绑。

做好孕育准备，减轻焦虑情绪

有心理准备的孕妈妈与没有心理准备的孕妈妈相比，前者的孕期生活较后者更为愉快、顺利、平和。因此，孕妈妈在孕前就可以做好孕育准备，如：多看些孕产方面的书籍和资料，学习和掌握一些关于妊娠、分娩和胎儿在宫内生长发育的知识，了解如何应对怀孕及妊娠过程出现的某些现象，了解怀孕期特殊的变化（如体型变化、饮食变化、情绪变化、生活习惯变化等），做好孕育方面的知识准备；多听些孕育方面的讲座，学习一些专业的知识与技巧；多关注些孕育方面的媒体或平台，多渠道获取孕育方面的相关知识。做好这些知识准备的同时自然也就会使孕妈妈们有一定的心理准备。这样，在孕期面对各种琐事的时候，孕妈妈们也不至于焦虑不安。

和准爸爸、过来人多沟通

对于孕期妈妈来说，在面对各种情绪和问题的时候，不应该自己一个人承担，应选择多和身边亲近的人或者能帮助自己解决问题的人进行沟通和交流。那么，过来人和准爸爸就是倾诉对象的最佳选择。

其实，孕期妈妈的焦虑和担心往往来自于妊娠、育儿问题。过来人积累的经验和知识往往能让孕妈妈们学到应对某些状况的方法，从而缓解孕妈妈的紧张和不安，让孕妈妈们对孕育这些事不再产生担忧和恐惧。所以，孕妈妈们可与过来人多交流一下育儿、妊娠方面的知识。遇到各种孕育问题时，孕妈妈们应勤于向其他人提问，不要一个人闷在心里，以免产生莫须有的焦虑和不安。

同时，处于情绪变动期的孕妈妈也可与准爸爸多进行沟通，可每天约定一个夫妻间对话聊天的时间，对准爸爸适当表达一下自己的不满和诉求，倾诉自己的烦恼和不安，寻求准爸爸的安慰和开导，分担自己的部分心理压力，开诚布公地讨论所面对的新问题。如果不便于以说话的方式表达，亦可以其他方式，比如写信、留言等，抒发自己的想法和情感，也许一切疑问都能迎刃而解。

用瑜伽完全呼吸法平复心境

瑜伽中的呼吸练习法通过气息的控制，可减轻孕妈妈孕期的情绪波动，使其尽量放松、平复心境。孕早期，妈妈们可尝试练习完全呼吸法平复心境。

具体动作如下：

▶ 选择一个舒适的坐姿，挺直腰背，放松腹部，控制好气息速度，缓慢吸气，腹部稍微前推，气息上行至胸腔、喉咙，直到头部后，稍微停顿再缓慢呼气，使气息下沉，反复进行几次练习。熟练后，可配合瑜伽中的OM语音冥想。

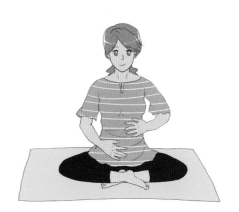

音乐疗法，舒缓不良情绪

听音乐不仅是进行胎教的方法之一，更是缓解孕妈妈不良情绪的灵丹妙药。听一些舒缓、优美的音乐，会使孕妈妈感受音乐的美好，增加对美好事物的想象，从而舒缓自己的情绪，使自己在音乐的世界里得以放松。建议孕妈妈们根据自己的喜好选择能缓解自己情绪的音乐。推荐孕妈妈们听听贝多芬的奏鸣曲、肖邦的圆舞曲，除了这些，也可选择一些轻柔舒缓的民间音乐。

孕妈妈经验谈：情绪调节的关键在自己

与他人倾诉、沟通也好，用各种方式进行宣泄也好，孕妈妈们孕期的情绪调节关键还在自己，只有自己从负面情绪中走出来，才能真正地帮助自己愉快地度过妊娠期。

三、做好日常保健，预防不适

孕早期，胎儿还不稳定，孕妈妈在生活中应处处小心。孕妈妈的日常保健内容非常多，家人要不时提醒孕妈妈应该注意哪些事项，减少孕妈妈的担忧，让孕妈妈保持身心放松。

健康饮食——增强免疫力

孕早期容易忽视的营养素

蛋白质

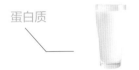

　　孕早期胚胎的生长发育、胎盘的增长、羊水的生产，以及母体的需求等都需要大量的蛋白质，孕妈妈每天可补充 80 ~ 85 克。

脂肪

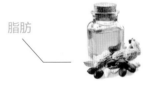

　　孕早期，摄入适量脂肪可以帮助孕妈妈固定内脏器官的位置，使子宫固定在盆腔中央，从而为胚胎发育提供一个安定的环境。

碳水化合物

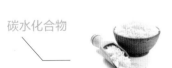

　　怀孕后，孕妈妈新陈代谢增加，脑力活动、心肌收缩力以及胎儿发育都需要能量供应。孕早期每天摄入的碳水化合物不少于 150 克才能满足胎儿和孕妈妈的需求。

叶酸

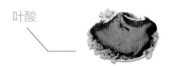

　　孕早期补充叶酸可以降低胎儿患神经管畸形、发生唇裂或腭裂、出现先天性脊柱裂等疾病的危险性。孕妈妈每天补充 400 微克叶酸才能满足需求。

钙

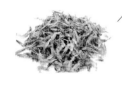

　　孕妈妈在孕早期容易出现头疼、头晕、嗜睡等早孕反应，缺钙会加重这些症状，孕妈妈应该每天补充 800 毫克左右才能满足身体需求。

养成良好的饮食习惯

孕妈妈要改变孕前挑食、偏食的不良习惯，增加食物的摄取种类。饮食结构要合理，主食、肉类、蔬菜、水果要合理搭配，保证营养均衡。一日三餐要正常，

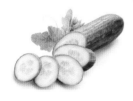

按时吃饭，改掉不吃早餐的习惯，每次进食量不宜过多，三餐之间可以适当加餐。不吃辛辣刺激性食物，要清淡饮食，食物要易于消化。

孕妈妈吃鱼好处多

鱼对胎儿的生长发育十分有益，尤其是海鱼，其含有多种人体必需的脂肪酸，准妈妈吸收后可为胎儿运输更多的营养，并使宝宝出生后更加聪明。鱼类中还含有丰富的磷质、氨基酸等物质，对胎儿中枢神经系统的发育起着重要作用。孕早期吃鱼要注意遮住鱼的腥味，以免加重早孕反应。

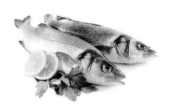

水果每天不要超过 500 克

水果含有丰富的维生素，能使孕妈妈保持体力，还有利于胎儿皮肤的发育。水果虽好，但是孕妈妈不可过量食用，一般每天摄入水果的最大量不可超过 500

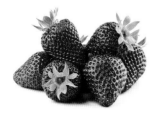

克。因为水果和蔬菜虽然都含有丰富的维生素，但水果中的纤维素含量比蔬菜低很多，孕妈妈应该主要通过蔬菜来补充维生素，水果可以适量吃。有些水果中的糖分含量很高，孕妈妈摄入过多，还可能引发妊娠糖尿病。

孕妈妈不宜全素食

有不少孕妈妈在孕前是素食主义者，怀孕后也坚持吃素，还有的孕妈妈在孕早期早孕反应严重，闻到荤食的味道就恶心，因此不想吃荤食。其实，孕期荤素搭配合理才能保证营养摄入均衡。如果只吃素食，容易导致某些营养素缺乏。大部分荤食中含有一定量的牛磺酸，人体自身只能合成少量的牛磺酸，适量进食荤食才能满足身体需求。孕妈妈不吃荤食，就可能会造成牛磺酸缺乏，从而影响胎儿视力等的发育。

孕妈妈嗜酸，这样吃更放心

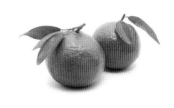

怀孕后，孕妈妈的口味会发生变化，孕早期恶心、呕吐等早孕反应常会使孕妈妈想吃酸食。但是孕期吃酸的选择是有讲究的，并非所有的酸食都适合孕妈妈食用。孕妈妈应该选择营养丰富且无害的天然酸性食物，比如杨梅、橘子、葡萄、西红柿等，这些食物既能满足孕妈妈的口味需求，又能补充多种营养素。

孕期，孕妈妈不宜过多吃酸菜、泡菜等酸性食物。因为这些酸性食物中含有大量的亚硝基化合物，这种物质可以通过胎盘诱发胎儿畸形，并且具有致癌性。喜爱酸食的孕妈妈也不要吃山楂，因为山楂可以刺激子宫收缩，容易引起流产。

喝孕妇奶粉，方便营养补充

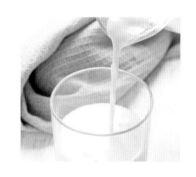

牛奶中富含孕妈妈所需的多种营养成分，孕妈妈要多喝。如果孕妈妈既想为胎儿的生长发育提供足够的营养，又不想导致孕期肥胖，则可以选择专为孕妈妈制造的孕妇奶粉。这种奶粉中含有孕妈妈、胎儿所必需的各种营养成分，方便冲调，口感好。孕妈妈可每天早晚各喝一杯，以满足身体所需。

预防食物过敏

过敏体质的孕妈妈在孕期容易发生食物过敏，摄入过敏性食物后，经消化吸收，能从胎盘进入胎儿的血液循环中，从而妨碍胎儿的生长发育。避免在孕期摄入过敏性食物，关键在于预防，孕妈妈可以采取以下预防措施：

◆ 孕前对某些食物过敏的孕妈妈，在怀孕后也要禁止食用此类食物。

◆ 霉变食物容易引起食物中毒和过敏，孕妈妈要禁吃这种食物。

◆ 如果孕妈妈食用某些食物后，出现心慌、全身发痒、腹痛、腹泻等症状，则孕期不要再吃这些食物。

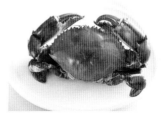

◆ 虾、蟹、贝壳类食物，以及蛋类、奶类等容易引起过敏，过敏体质的孕妈妈应该在确认不会产生过敏后再食用。

孕早期食物宜忌一览表

宜吃的食物	忌吃的食物
猪肉、牛肉、鱼、菠菜、芹菜、白菜、芦笋、鸡蛋、豆腐、燕麦、橙子、橘子、香蕉、草莓、葡萄、苹果、松子等	螃蟹、山楂、桂圆、马齿苋、芦荟、茴香、花椒、桂皮等

腌制食品要少吃

在制作腌制食品时，容易产生亚硝酸盐，这种物质在人体内酶的催化作用下，容易与体内的其他物质发生作用，形成亚硝胺类致癌物质，对人体伤害较大。因此，孕妈妈要少吃香肠、腌肉、熏肉、熏鱼等食物。

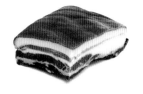

外出就餐注意饮食卫生和营养搭配

外出就餐，饮食安全没有太多的保障，孕妈妈一定要到卫生状况较好的餐馆就餐，可以通过观察餐馆的环境、餐桌卫生、墙壁卫生等来判断餐馆的卫生状况。如果孕妈妈不放心使用餐馆的餐具，可以自带便携式餐具。在外就餐还要注意营养搭配。外面的餐馆大多偏重淀粉类食物，孕妈妈点餐时可适当搭配蔬菜，以保证营养摄入均衡，避免体重增长过快。

少吃方便食品

不少孕妈妈在工作繁忙或不愿准备小点心时，喜欢用方便食品充饥，这种做法对自身和胎儿发育都不利。因为方便食品为了能够长时间保存，往往含有一定的化学添加剂，不利于健康。而且方便食品营养不高，尤其不能作为主食食用，否则会造成孕妈妈营养不良，使胎儿发育缓慢。

2 规律生活——调整好身心

怀孕后，孕妈妈要改变孕前不良的生活习惯，形成规律的作息时间，确保孕期能够休息好。为了保证孕期的健康和胎儿的发育顺利进行，孕妈妈也要远离一些有害物质和有害工作环境。

打造健康无污染的居室环境

孕妈妈居住的环境要清洁、安全，远离污染因素，以保证孕妈妈能在健康的环境中孕育胎儿。家中要经常打扫、消毒，定期通风换气，保证室内空气流通。室内的空调也要经常清洗，减少室内的灰尘和细菌。家里的电器在不用时应该拔掉插头，这样可以避免产生不必要的电磁波辐射，还能保证电器使用安全。

和有害环境、化学产品说拜拜

怀孕后，孕妈妈不宜接触有害的化学产品，如果孕前从事的工作需要经常接触化学产品，怀孕后，就应该及时向单位说明情况，调换工作岗位。因为很多化学产品含有有毒物质，会对母婴健康造成严重危害，极易造成胎儿先天畸形。比如，经常接触含铅、镉、甲基汞等重金属化工产品的孕妈妈，出现流产和死胎的危险性更大，还易引起胎儿智力发育低下；经常接触二硫化碳、二甲苯、汽油等物质的孕妈妈，发生流产的可能性更高。

职场孕妈妈怀孕了也能坚持工作

孕妈妈怀孕后，只要身体允许是可以继续工作的，但是怀孕后要尽快告诉领导，以便安排好孕期的工作。孕妈妈在工作中要减小压力，调整好情绪，适当休息，不要一整天都坐在办公桌前，应适当活动，也要避免长时间站着。孕妈妈可以根据自己的身体状况决定何时停止工作，在决定休假前要提前与公司领导打好招呼，以便公司安排人来接手工作。

职场孕妈妈巧妙为自己打造好的工作环境

孕妈妈应该将自己的工作环境布置得更加舒适，这样能够在工作中减少身体不适，避免产生不良情绪。孕妈妈可以采用以下方法来打造舒适的工作环境：

◆ 在办公室备一双拖鞋。到办公室后换上，可以使双脚更加舒适。

◆ 调整桌椅。在电脑前工作的孕妈妈更容易受腕管综合征的影响，因此要将桌椅调整到合适的高度，椅子最好有靠背、扶手等。

◆ 与电脑保持距离。对着电脑办公的孕妈妈，要与电脑保持一定的距离，减轻电脑辐射。

◆ 准备一些办公室零食。可准备水果、坚果等放在办公桌抽屉里，以便饥饿时能够补充体力和营养。

洗澡时，安全放在首位

勤洗澡可使孕妈妈保持身体清洁，减少疾病的发生，还能促进血液循环，消除疲劳。但是孕妈妈身体不便，洗澡时要特别注意安全。一般来说，洗澡应该注意以下几点：

◆ 洗澡的水温不宜过高。水温过高，容易使孕妈妈体温过高。在孕早期，如果孕妈妈的体温在38℃以上超过10分钟，就容易出现流产。

◆ 淋浴比盆浴更适合孕妈妈。因为淋浴可以防止污水进入阴道，还能避免孕妈妈在进入浴缸时摔倒。

◆ 孕妈妈洗澡时宜穿上凉拖鞋。因为光着脚容易滑倒，浴室也可以垫上防滑垫，防止孕妈妈发生意外。洗澡时还要注意浴室通风换气，以免产生头晕、恶心等不适。

不要在人多的地方长时间逗留

人多地方比较拥挤，孕妈妈容易因碰撞或被人绊倒而出现意外。而且人越多，空气也越污浊，容易使孕妈妈出现胸闷、憋气等不适。人多的地方通常都人声嘈杂，这种噪音不利于胎儿的发育。人多的地方致病微生物的密度远远高于人少的地方，孕妈妈长时间逗留，还容易感染病毒和细菌性疾病。

风油精、樟脑丸要慎用

风油精具有爽身止痒的作用，对防治头痛、治疗蚊虫叮咬等都具有良好的作用；樟脑丸可以驱虫，但是孕妈妈不可乱用。因为风油精和樟脑丸中都含有樟脑，这种物质可经皮肤吸收，对人体产生影响，孕妈妈吸收这种物质后，可穿过胎盘屏障，影响胎儿的正常发育，严重的可引起胎儿畸形或死胎。

避免自行使用药物

孕妈妈用药不当，不仅会伤害自己的身体，还容易引起胎儿发育畸形。孕妈妈在身体不适时，如果能通过饮食和生活来进行调节，就尽量不要使用药物，尤其是不可自行服药。如果病情严重需要服药，也应在医生的指导下合理用药。

避免频繁长途旅行和出差

孕早期，孕妈妈有流产的危险，长途旅行容易使人感到劳累，因此应该减少长途旅行的次数。孕妈妈也应该向公司说明情况，尽量少出差。在长途旅行或出差之前，孕妈妈要提前做好各项安排，旅途中最好有人陪同，并事先查好目的地的医疗资源和天气状况等，带好必备的衣物。

剧烈运动要避免

孕期适当运动对孕妈妈身体有好处，但是在运动项目的选择和运动量上要把握好分寸。孕早期，孕妈妈宜选择一些简单的运动，量不宜太大。剧烈的运动要禁止，如跳跃、扭曲、扭腰等，这些运动容易引起孕妈妈身体不适，出现流产的状况。

怀孕后，暂别性生活

在孕早期，胎盘还没有完全形成，胎儿不稳定，如果这个时期进行性交，容易引起流产，孕妈妈要多和准爸爸沟通，避免性生活。进入孕中期，胎儿稳定后，再适当恢复性生活。

3 合理运动——赶走不适症

孕早期，合理运动有助于减轻早孕反应，增强孕妈妈抵抗力，减少疾病的发生。运动时，孕妈妈要注意安全，最好在家人的陪伴下进行。在运动过程如果感到不适，要立即停止运动。

每天散步半小时，改善孕早期疲劳

散步属于有氧运动之一，是整个孕期都可以做的运动。它可以使孕妈妈呼吸到户外的新鲜空气，增强神经系统功能，改善心肺功能，使人更有精神，赶走身体疲劳，还能够增强肌肉活力，增加体力，为之后的分娩打好基础。建议孕妈妈选择天气晴朗的日子，每天至少坚持散步半小时，在早晨或傍晚都可以。另外，散步时还应注意以下事项：

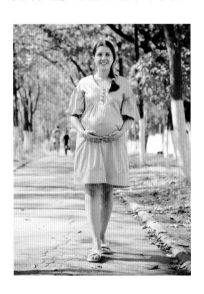

◆ 选好散步地点。应该选择在空气清新的公园或小区里，这种环境氧气充足、安静舒适，污染少，对孕妈妈的身心都有益。孕妈妈不要在人多的地方或汽车尾气污染严重的马路边散步。

◆ 散步量要适中。不要走得太快，以不使身体感到疲劳为佳。当孕妈妈出现上气不接下气时，就要调整速度或停止散步了。

◆ 如有不适立即停止散步。在散步时，如果出现头晕、呼吸困难、胸部疼痛等不适，要立即停止运动，并且及时就医。

适当做些轻家务，增进食欲

孕妈妈适当做家务也是在锻炼身体，很多家务活孕妈妈都可以做，如擦桌子、洗碗、做饭等。但是在做家务的过程中要注意避免长时间站立，以免劳累。适当做家务，在使孕妈妈得到锻炼之余，还会消耗掉一部分体力，使孕妈妈更有食欲，吃饭更香。孕妈妈也要注意避免一些容易发生危险的家务活，如搬重物、晾衣服、拖地等，这些动作有的需要向上伸腰，有些需要做下蹲动作，不利于孕期健康。每次做家务的时间不宜太长，超过半小时就要适当休息。

瑜伽呼吸法，调理身心

呼吸是瑜伽练习中非常重要的一环，不仅可以使孕妈妈身体更健康，还能调节情绪，缓解孕妈妈因早孕反应产生的不良情绪。瑜伽呼吸法有多种，方法得当和坚持练习才能达到理想的效果。

腹式呼吸法

腹式呼吸法又称横膈膜呼吸法，是利用腹部肌肉进行呼吸的呼吸法。孕妈妈选择舒适的瑜伽坐姿，腰背挺直。将手轻轻搭放在腹部，深深吸气，随着吸气量的加深，胸部和腹部之间的横膈膜就下降，小腹会像气球一样慢慢鼓起。然后慢慢呼气，腹部向内，朝脊椎方向收紧，横膈膜自然而然地升起。

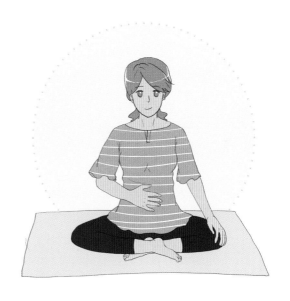

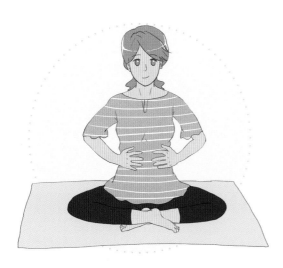

胸式呼吸法

胸式呼吸又称肋式呼吸法、横式呼吸法，是单靠肋骨的侧向扩张来吸气，用肋间外肌上举肋骨以扩大胸廓。孕妈妈选择舒适的瑜伽坐姿，腰背挺直。将手轻轻搭放在肋骨上，慢慢吸气，双手感觉肋骨向外扩张并提升，但不要让腹部扩张。再缓缓地呼气，肋骨向内收并下沉。

④ 心理调节——做阳光孕妈妈

胎儿还未稳定之前，孕妈妈经常会担心胎儿健康而产生紧张的情绪，早孕反应也会让孕妈妈情绪不稳定。为了避免不良情绪影响健康，孕妈妈应该积极、主动地进行心理调节。

正确看待新生命的到来

新生命的诞生是一个奇妙的过程，孕妈妈应该享受其中的幸福感，而不是害怕宝宝的到来。孕妈妈的担心，很大一部分是还没有做好角色转换的准备引起的，孕妈妈应该尽快转换角色，为迎接新生命做好营养、生活等各项准备，以积极乐观的心态面对胎儿的不断长大，体会做母亲的乐趣。

多与身边的人沟通，缓和情绪

怀孕后，孕妈妈会担心身材走样、皮肤变差等，还担心自己无法为胎儿的生长发育提供足够的营养。向人倾诉是缓解孕期不良情绪的好办法，当出现忧虑时，孕妈妈要勇于将自己的想法说出来，多与身边人的交流，多跟准爸爸谈谈对胎儿的担心，让准爸爸知道自己的忧虑，并分担压力。

和准爸爸一起畅想未来生活

宝宝出生后的生活安排也是孕妈妈担心的问题之一。孕妈妈可以跟准爸爸聊聊宝宝出生后的生活安排，例如，该怎样分工照顾宝宝、家务活怎么安排，以及经济计划等。在谈论的过程中，夫妻双方尽量统一意见，少出现分歧。这样可以减少孕妈妈的压力。

善用音乐平复焦虑情绪

孕妈妈平时要善用音乐平复心境，音乐有很多种，其中，旋律欢快流畅、充满生机和活力的音乐，容易使人受到感染，身心得以放松，从而缓解焦虑的情绪。因此宜选择此类音乐来调节情绪，而不要用声音嘈杂、音量大，容易使人产生紧张感的摇滚音乐。

四、专家支招，孕早期特别提醒

 孕早期是需要特别小心的阶段，孕妈妈要重视每一次体检，并根据体检结果调养好身体。面对孕期可能会出现的问题，不要慌乱，应该根据医生的指导，采用科学合理的方法养胎。

1 重视早孕检查

不少孕妈妈的第一次产检就是验孕，可以在家自行验，如果想要结果更准确，也可以到医院进行检查。确认怀孕后，孕妈妈就要检查自身健康状况和胚胎的发育情况。

验孕大多采用尿检和血液检查。尿检是通过检测女性尿中有无人绒毛膜促性腺激素（HCG）的存在，来判断是否怀孕，一般在受精后 7 ~ 10 天进行。血液检查也是通过检测体内 HCG 的变化来判断是否怀孕，一般在性生活后 8 ~ 10 天进行。

在确认怀孕后，孕妈妈还要进行一次详细的产检。这次检查的目的是明确怀孕对母体有无危险，孕妈妈能否继续怀孕；孕妈妈生殖器官是否正常，有无贫血、肝炎等问题，以及有无妇科疾病，以便及时发现与治疗，确保胎儿的安全；胎儿发育情况是否良好等。如果这次产检一切正常，孕妈妈也不可忽视之后的检查，因为孕期可出现的不适症状很多，需要定期进行检查，孕妈妈应每月去医院检查一次。

2 正确面对异常妊娠

在孕早期，孕妈妈可能会出现异常妊娠，出现这种情况时，一般会伴随阴道出血、剧烈呕吐、突发腹痛等征兆。此时，孕妈妈要警惕异常妊娠，并及时到医院进行检查，确保自身和胎儿的安全。

阴道出血

怀孕后，阴道出现不正常出血，可能是因为胎盘发生了一部分剥离造成的。随着孕周的增加，剥离的这部分胎盘会使胎儿供氧不足，造成胎儿发育迟缓。孕妈妈还要警惕先兆性流产、宫外孕等异常妊娠，一旦有异常情况，需要及时去医院检查，确认胎儿是否有危险。

剧烈呕吐

孕早期，孕吐是正常的生理反应，但是当孕吐过于激烈，影响孕妈妈健康时，就要引起重视了。孕妈妈应该去医院检查是否是因胎儿发育不良造成的。

突发腹痛

孕妈妈突然出现腹痛，特别是下腹痛，有的还伴有见红、昏厥等现象，应该考虑是否出现了妊娠并发症，常见的有先兆性流产、宫外孕、葡萄胎等。出现以上情况，孕妈妈应立即就医。

3 不要盲目保胎

孕早期，容易出现流产征兆，出现这种情况后，孕妈妈不可自行用药盲目保胎，而应该经过检查后，在医生的指导下进行保胎。因为出现流产的原因有很多，如果是因为孕期护理不当，发生碰撞或摔跤造成的，可以通过适当的护理进行保胎。如果是胚胎发育不良、受精卵染色体异常、孕妈妈全身疾病等原因造成的，一般不宜进行保胎，因为大多数发育不良的胚胎会通过自然流产而淘汰。

另外，早孕反应特别严重的孕妈妈，如出现频繁剧吐，呕吐物除有食物、黏液外，还有胆汁和咖啡色渣样物，孕妈妈明显消瘦、尿少，则应该及时到医院进行检查。若检查结果显示孕妈妈血压低、心率加快、黄疸和体温升高等，就不宜进行保胎，因为这种情况下容易生出发育不良的宝宝。

4 学会计算孕周

怀孕早期，为了能够更好地了解胎儿的发育状况，孕妈妈可以自己学着计算孕周，以便及时调整营养补充和正确推算出预产期。一般，孕周的计算可以通过测量宫底高度得出。

子宫会随着怀孕周数的增加而逐渐增大，宫底高度随胎儿的生长而增长，还与羊水有一定的关系。孕妈妈在孕早期就可以学会自己动手测量宫底高度以及用尺子测量耻骨上子宫长度，以此来推算孕周。测量的方法是：早上起床后，排空膀胱，取平卧位，用软尺测量耻骨联合正中上缘至宫底的高度。孕妈妈可以根据下表中的数据来判断孕周：

孕周	手测宫底高度	尺测耻骨上子宫长度（厘米）
12周末	耻骨联合上2~3横指	
16周末	脐耻之间	
20周末	脐下1横指	18（15.3~21.4）
24周末	脐上1横指	24（22.0~25.1）
28周末	脐上3横指	26（22.4~29.0）
32周末	脐与剑突之间	29（25.2~32.0）
36周末	剑突下2横指	32（29.8~34.4）
40周末	脐与剑突之间或略高	33（30.0~35.3）

5 不要盲目补充营养

孕期营养补充不是越多越好，孕早期孕妈妈需要的营养有限，不可盲目补充，尤其不可乱吃补药。有人认为吃补药补充营养更快，对母体和胎儿好处多多。实际上，对于正常进食就能满足营养需求的孕妈妈来说，盲目进补反而会影响正常的营养吸收，进补过量还容易引起内分泌功能紊乱和其他疾病。孕妈妈进补的营养需要经过人体新陈代谢，过多则会增加肠胃负担，对孕妈妈和胎儿造成不利影响。

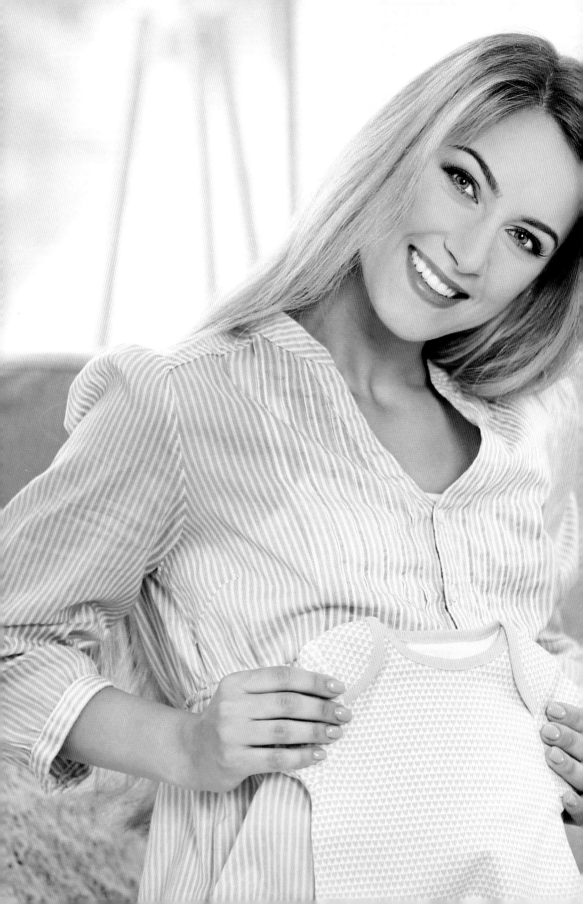

Part 2

孕中期，幸福与不适并存的时光

步入孕中期后，由于腹部逐渐隆起，孕妈妈也变得"孕"味十足。胃口逐渐好转的同时，牙龈出血、下肢抽筋、视力下降、体重增长过快等烦恼也接踵而至，这是一段幸福与不适并存的时光，需要孕妈妈更加积极地应对，愉快享受孕育时光。

一、告别早孕，进入妊娠稳定期

进入孕中期，胎宝宝正在迅速地成长，需要的营养物质更多。如果孕妈妈能补充丰富的营养，这些营养也会源源不断地供给新生命养料。

孕4月，开始变得"孕"味十足

本月开始，胎宝宝的神经元迅速增多，神经突触形成，条件反射能力加强，如果用手轻轻触碰腹部，胎宝宝就会蠕动起来，孕妈妈可以感受到轻微的胎动。

孕4月孕妇指标	
体重	由于食欲逐渐增强，先前下降的体重逐渐回升并增加
子宫	子宫逐渐变大，大小与新生儿头部大小差不多；肚子渐渐隆起，从外观上很容易看出已经怀孕
乳房	孕妈妈能清楚地感觉到乳房在变大，乳头周围变黑，乳晕清晰可见，乳头能挤出像初乳一样的乳汁
排尿	排尿间隔时间变短、次数增多，孕妈妈们不可刻意不喝水或憋尿
阴道分泌物	白色、稀薄、无异味的分泌物增多
妊娠反应	孕吐、恶心等早孕反应消失

孕4月胎儿指标			
胎重	40～160克	胎长	10～18厘米
五官	头部逐渐形成，头发开始生长；脸部轮廓与外形逐渐形成；耳郭开始伸张；下颌骨、鼻梁骨、面颊骨逐步形成		
四肢	胎儿的肌肉与骨骼进一步发育，宝宝的手和脚稍稍可以进行活动		
器官	听觉器官基本发育完善，并能对声音的刺激产生反应；皮肤继续发育并增厚，透明度逐渐消失		
胎动	可以感受轻微的胎动		

孕 5 月，感受到鲜活的小生命

进入孕 5 月，胎儿的循环系统和泌尿系统都进入了正常的工作状态，肺部也开始运转了。大多数孕妈妈从这个月开始都能感受到明显的胎动了，有的胎宝宝非常灵活调皮，所以胎动也非常活跃。

孕 5 月孕妇指标	
体重	增加 2 ~ 5 千克
子宫	子宫底高度位于耻骨联合上缘的 15 ~ 18 厘米附近，妊娠 19 周后，子宫底每周会升高 1 厘米
乳房	乳房膨胀加剧，还能挤出透明、黏稠的微白液体
排尿	子宫对膀胱的刺激减缓，尿频现象基本消失
腹部	腹部明显隆起
妊娠反应	早孕反应完全消失，孕妈妈身心舒畅

孕 5 月胎儿指标			
胎重	160 ~ 300 克	胎长	18 ~ 25 厘米
五官	头部占整个身体的 1/3，头发和眉毛发育完备；牙床逐步形成；耳朵入口已张开		
四肢	手指和脚趾的指甲开始生长，并呈隆起状		
器官	骨骼和肌肉逐渐结实，听觉器官已形成，生殖器明显可见，感觉器官已逐步发育完善		
胎动	胎动位置在肚脐眼周围，胎动反应不太强烈；孕妈妈会有胀气、肠胃蠕动等感觉		
对羊水的反应	开始吞咽羊水		

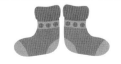

3 孕 6 月，享受肚子变大的幸福

进入孕 6 月，孕妈妈腹中胎儿的拳打脚踢次数会更为频繁，尤其在晚上将要躺下入睡时会经常出现，此外，孕妈妈出汗会比平时增多，体温呈现明显的上升趋势。

孕 6 月孕妇指标	
体型	孕妈妈的体型开始呈现出孕妇特有的状态，腰部明显变得粗壮，身体重心有所前移。有的孕妈妈或许会对这一变化表现出轻微的不适，容易出现倾倒，坐下或站起时会感到吃力，腰部和背部也会变得特别容易疲劳
子宫	子宫进一步增大，肚子越来越凸出
乳房	乳房变得越来越大，乳腺功能发达，在受到挤压时会有一些黄色稀薄乳汁流出
体重	随着胎儿的生长，孕妇的体重已经越来越重，并且以每周大约 250 克的速度增长着
情绪	此时，孕妈妈可能会因为身体变得笨拙而产生烦躁的情绪以及对家人的依赖心理

孕 6 月胎儿指标			
胎重	300 ～ 630 克	胎长	25 ～ 30 厘米
五官	胎宝宝的眉毛和眼睑已经可以很清晰地被看见了，不过这个时候的皮肤仍然皱皱的、红红的。此外，牙齿也开始发育，主要是恒牙的牙胚		
四肢	胎儿已经学会了用脚踢子宫而且会在羊水中游泳，指甲和趾甲也开始生长了		
器官	胎儿的听力系统基本发育完成，能听到外界的声音了。肺中的血管已经形成，呼吸系统正在建立。胎儿已经学会吞咽了，不过还不能排便		
胎动	当子宫收缩或受到压迫时，胎儿就会用力地踢子宫壁，当宝宝情绪不佳的时候也会频繁胎动		

4 孕 7 月，行动大不如前

随着胎儿越来越大，部分孕妈妈会在腹部皮肤及乳房、大腿上出现妊娠纹，全身不同部位出现水肿，甚至引起消化不良，这些都是妊娠的正常不良反应。

孕 7 月孕妇指标	
体型	孕妈妈的体型已经完全呈现出标准孕妇体型，不过还算灵活
子宫	宫底上升至脐上 1 ~ 2 横指，子宫高度为 24 ~ 26 厘米
皮肤	此时约有一半的孕妈妈肚子、乳房部位开始出现妊娠纹
体重	因为胎盘增大、胎儿成长以及羊水增多，孕妈妈的体重迅速增加，大约每周可以增加 500 克
妊娠反应	此时，孕妈妈会出现一些身体上的不适，比如眼睛怕光、发干、发涩，呼吸困难、急促等，这些都是正常的妊娠反应
情绪	此时的孕妈妈容易出现焦虑、易怒、注意力不集中、疲劳、无食欲、喜怒无常、无精打采等情绪，并且神经特别敏感，常会因为一点小事而大动肝火，严重的还会有孕期抑郁症

孕 7 月胎儿指标				
胎重	800 ~ 1000 克	胎长		28 ~ 35 厘米
五官	胎儿的五官已经比较清晰，头发也显现出来，大约有 5 毫米那么长。但是，脸上布满了皱纹，仿佛一个老人。不过，在接下来的日子里，婴儿的皮肤皱纹会逐渐减少			
四肢	胎宝宝的四肢已经发育得非常灵活，可以在羊水中自由游动，伴随比较频繁的胎动			
器官	大脑皮层已经非常发达，可以分辨声音，也会表达出对声音的喜恶。视网膜已经成型，可以感受到光线。呼吸系统进一步发育，已经有了很浅的呼吸。男宝宝有了明显的阴囊，女宝宝的小阴唇也已经突起			
胎动	胎动更加明显。此时的宝宝已经出现呃逆，表现为孕妈妈腹部有阵发性跳动，每天会有 1 ~ 5 次，这是正常现象			
胎位	此时的胎位还不能确定，胎儿可以在子宫中自由活动，胎位也会发生很大的变化			

二、应对不适，让孕中期更安心

孕中期，是整个孕期最舒适的时候，但仍然有些许不适困扰着孕妈妈。面对不适，孕妈妈不要等闲视之，否则会影响自身和胎宝宝的健康。

日渐增多的阴道分泌物

孕期阴道分泌物增多是很正常的现象。孕妈妈所注意到的阴道分泌物可能是白带，这是一种无味或有轻微味道的乳白色物质。

为什么怀孕后阴道分泌物增多了

阴道分泌物增多的一部分原因是雌激素分泌增多和流到阴道部位的血流量增加了。这些阴道分泌物是由宫颈及阴道流出的分泌物、阴道壁的衰老细胞及来自阴道内的正常菌群组成的。

临近分娩的时候，孕妈妈可能会注意到更多的阴道分泌物出现，而且看起来好像与以往的分泌物有些不同，这可能是宫颈分泌物。在孕早期，宫颈分泌物就充满在子宫颈管中，形成一道保护屏障，即所谓的宫颈黏液栓。当宫颈开始变薄和张开时，它可能会被排出，这些阴道分泌物看上去好像蛋清或冷天里流的清鼻涕一样。黏液栓甚至可能会像一大团凝胶那样被排出，也可能略带血色。

如何判断自己的阴道分泌物是否正常

阴道分泌物的形状、颜色、质地、气味等可能会随着孕期的增长发生变化，为了弄清楚此时的分泌物是否正常，就要分不同的情况进行分析。

如果分泌物突然有以下改变，此时孕妈妈最好就医检查，避免影响身体健康：

- ◆ 量突然增加，会沾湿内裤。

- ◆ 质地不正常，如奶酪状、泡沫状或者浓液。

- ◆ 颜色不正常，如黄绿色、血色。

- ◆ 有不愉快的气味，如恶臭或鱼腥味。

- ◆ 伴随阴道局部不舒服，或痛或痒的症状出现。

当阴道分泌物有不同的表现可能提示患有不同的疾病，需要孕妈妈提高警惕：

◆ 像牛奶般的颜色，黏稠，中量到大量，不痒，有可能是阴道炎或子宫颈炎。

◆ 白色乳酪状，浓稠，略带甜味，阴部有些瘙痒，有可能是念珠菌感染。

◆ 呈黄绿色，稀薄带有泡沫，味恶臭，经常有阴道瘙痒，有可能是阴道滴虫感染。

◆ 褐色，水状，带有霉味，可能是阴道炎，或子宫内膜炎、子宫内避孕器所造成。

◆ 灰色带有血丝，稀薄，少量到大量，味道难闻，可能是子宫颈炎或阴道中的感染发炎。

在这些情况下，不要试着用非处方药给自己治疗。要先让医生对阴道分泌物进行诊断，再进行治疗。

此外，如果孕妈妈在还不到 37 周的时候，发现阴道分泌物增加或阴道分泌物的性状发生了变化，变得稀薄，像黏液一样，或者阴道分泌物有血色，即使它只是淡粉色或暗褐色，也请立即去医院找医生看看，这可能是早产的征兆。

● 不适症状巧应对

日益增多的阴道分泌物难免会让孕妈妈有些尴尬和不适，此时一定要做好护理工作，才能有效减少孕期并发症，预防感染等。

因为女性特殊的生理特点和怀孕期间的身体变化，孕期很容易发生尿路感染。轻者可引起膀胱炎，表现为尿频、尿急、尿痛和血尿；重者导致急性肾盂肾炎，除有明显的膀胱炎症状外，还可有腰痛、发热、寒战等全身症状。严重的尿路感染对孕妇和胎儿的害处很大，不适当用药更会对胎儿产生危害。所以，孕期预防尿路感染尤为重要。

多喝水，预防感染

孕妈妈要养成多饮水的习惯，饮水多、排尿多，尿液可以不断冲刷泌尿道，使细菌不易生长繁殖，切忌憋尿。孕妈妈憋尿时间越长，泌尿系统的内环境会让细菌繁殖更快，造成泌尿系统感染。还要注意外阴清洁，每次排尿后必须吸干外阴残留的尿液，否则细菌很容易繁殖；坚持每天清洗一次外阴，如果条件允许应用流动水从前向后洗，再用煮沸过的干净毛巾从前向后擦干。

小便结束后还有少量的尿液附着在尿道和阴道口，一些阴道细菌在潮湿的环境下容易生存，所以一般女性都会用卫生纸擦拭残留的尿液，保持外阴部干燥，这样可以减少细菌的感染。因为孕期阴道分泌物增多，阴道细菌如果进入尿道会让尿道口感染，引起泌尿系统感染。所以建议孕妈妈小便后从前往后擦拭。

每次大小便后由前往后擦拭

人体的粪便含有食物中没有被消化的纤维素、消化道脱落的上皮细胞、黏膜碎片和大量细菌。解大便的时候，如果由后往前擦拭容易导致阴道口和尿道口遭到排泄物的污染。所以，孕妈妈在大便后也应从前往后擦拭。

坚持每日正确清洗外阴

每日进行正确的外阴清洁能有效避免阴道感染，加重孕期不适。正确方法如下：

◆ 最好采用淋浴。可以用温水冲洗，如果无淋浴条件，也可以用盆代替，但要专盆专用。

◆ 按照顺序清洗。先洗净双手，然后从前向后清洗外阴，再洗大、小阴唇，最后洗肛门及其周围皮肤。

◆ 清洁用具专人专用。孕妈妈用过的内裤、毛巾、盆均应用开水烫洗，并放在太阳下晒干。

◆ 千万不要进行阴道灌洗。阴道灌洗即用喷出的水流冲洗阴部，会引起阴道内正常菌群的失调，增加阴道感染的概率。而且，医生和助产师不赞成怀孕期间灌洗阴道，因为在极少数情况下，它会通过阴道，将空气带进孕妈妈的循环系统，从而引起严重的并发症。孕妈妈也不要擦洗阴道，因为这样做会损害阴道黏膜，破坏阴道的自然保护屏障。

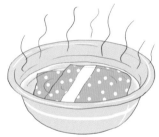

勤换内裤

孕妈妈在孕期不仅会出现阴道分泌物增多，而且还容易流汗，加上臀围和腹围增加，因此需要透气性高、包覆性好的孕期内裤。假使长时间穿着太紧、不透气的内裤，不仅容易让胯下产生色素沉淀，也容易导致阴部感染。所以，内裤要选择棉质的，透气性、吸汗性要好，可避免阴道处于潮湿闷热的状态。一天可更换多次内裤，尤其是夏天，容易出汗，要及时更换，避免阴道分泌物、汗液等一直被捂着。内裤最好与其他衣物分开清洗，穿着前，确认衣物晒干，如天气阴湿缺少日照，可使用烘干机或吹风机吹干。

尽量少用卫生护垫

护垫能不用最好别用，因为护垫表面的胶质"密不透风"，会使阴部局促，时间一长，就会成为病毒、细菌等的温床，导致一系列的妇科疾病。如果因为分泌物太多，不得已用护垫，也要记得经常更换。

保持下半身通风

现在孕妇装的设计真的很特别，即使大腹便便的孕妈妈穿着，也不会觉得那是"孕妇装"，尤其是裤装的巧妙设计，让不喜欢裙装的孕妈妈依然能展现自我风格。但是像牛仔裤这类的布料不通风，容易让阴部闷着而使滋生细菌的情况变得更为严重，不适合孕妈妈经常穿着。孕妈妈应尽量保持下半身通风，才能有效减少阴道分泌物的增加。

孕妈妈经验谈：孕期外阴瘙痒不宜乱用洗液

孕妈妈在妊娠期如果出现阴部瘙痒，不要在无医生指导的情况下购买外阴洗液，以免影响胎儿的发育。建议根据医生的指导购买和使用，在使用前还可仔细阅读药品说明书，查看该药物是否适合孕妇群体使用。通常，孕妈妈应避免使用含磺胺、四环素、奎诺酮等成分的洗液。

腹部胀胀的，难受

腹胀是孕期特有的生理现象，有时它只不过是肠道所聚集的气体过多，导致孕妈妈常常感觉腹胀，但有时也是子宫肌肉收缩，是发生流产或早产的前兆。孕妈妈要找到原因，区别对待。

经常腹胀未必是消化不良

消化不良会引起持续存在或反复发作的腹胀，但孕妈妈出现腹胀，可能不仅仅是因为消化不良。还可能是由以下原因引起的，要注意甄别。

▶ **孕激素影响。**在怀孕初期，孕激素的激增会使胃肠道的平滑肌松弛、蠕动无力，容易让酸性的胃内容物反流至食管下方，再加上胃排空的时间延长，当食物滞留肠道的时间延长，在细菌作用下发生腐败与发酵，此时就会产生大量气体，产生饱胀感。

▶ **子宫变大压迫肠胃。**随着胎儿的成长，逐渐增大的子宫会压迫到胃肠道，将胃稍微上推，肠道也会被推挤至上方或两侧，而胃肠在受到压迫时便会影响其中内容物及气体的正常排解，让孕妈妈感到不舒服，腹部胀胀的。

▶ **便秘引起。**怀孕后孕妈妈的活动量通常会较孕前变少，胃肠蠕动减弱，加上孕期的进食也会有些改变，过多高蛋白、高脂肪食物的摄入，蔬菜和水果的补充相对不足，引起便秘，从而使腹胀感更加严重。

● 不适症状巧应对

孕妈妈出现腹胀的时候，有很多应对方法可以采取，无论是饮食、运动还是生活细节，只要细心应对，就可以让自己更舒适。

少量多餐、细嚼慢咽　　孕妈妈最好选择少吃多餐，每次吃饭的时候记得不要吃太饱，便可有效减轻腹部饱胀的感觉，孕妇可从每日三餐的习惯，改至一天吃六至八餐，以减少每餐的分量。除了控制蛋白质和脂肪摄取量，烹调时添加一些大蒜和姜片，也可以减少腹胀气体的产生。吃东西时要尽量多咀嚼几次，可以促进肠胃对食物的消化吸收。吃饭的时候尽量不要说话，说话很容易吃进空气，从而导致胀气。

补充纤维素

孕妈妈可多吃含丰富纤维素的食物，例如蔬菜、水果等，其中，蔬菜类如茭白、韭菜、菠菜、芹菜、丝瓜、莲藕、萝卜等都有丰富的膳食纤维；水果中则以柿子、苹果、香蕉、猕猴桃等含纤维素多。纤维素能帮助肠道蠕动，促进排便。

避免油炸及高脂肪食物

含大量脂肪的食物或油炸食物，会延缓食物消化的时间，增加消化不良和胀气的概率。因此，孕妈妈因尽量选择较清淡的食物，如果食物过于油腻，也不妨以过水的方式去除多余的油脂。

多喝温开水

孕妈妈腹胀可以多喝点温开水。多补充水分有助于促进排便，避免便秘。每天早上起床后可以先补充一大杯温开水，也有促进排便的功效。喝温水较冷水适合，因为喝冷水可能造成肠绞痛，当然冰水就更不适合，汽水、茶、咖啡等饮料也应尽可能避免，汽水中的苏打容易造成胀气。另外，在喝水的时候可以加入一点儿蜂蜜，能促进肠胃蠕动，防止粪便干结。

避免胀气的食物

有些食物在胃肠道容易产生较多气体，如果是已有胀气症状的孕妈妈，应减少以下食物的摄取，以免增加肠胃的负担。如豆腐、豆浆、豆皮等豆制品，红薯、芋头等主食，花菜、包菜等蔬菜，以及碳酸饮料等。如果有较严重的胃酸逆流情况，则应避免吃甜食，以清淡食物为主，可吃苏打饼干、高纤饼干等中和胃酸。

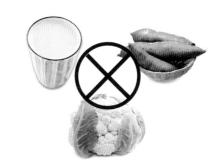

**保持适当
运动**

有些孕妈妈是由于孕期没有坚持科学合理的运动，所以才会导致胀气。所以这些孕妈妈们平时可以多活动，最好每次吃完饭一个小时后就到户外散散步。这样保持一定的运动量，不仅有助于对食物营养的消化吸收，还有助于之后的自然分娩。另外，孕妈妈们饭后多活动还能减缓焦虑的心情，好处多多。

**深呼吸减
轻腹胀感**

深呼吸时，适当运用和控制腹部肌肉，增加和改善横膈的上下运动，会加深呼吸的过程，使呼吸变得更加舒缓、深长，这有助于身体和心理的放松。如果是腹部胀气引起的腹胀，可以通过深呼吸调节体内气机。

孕妈妈可以选择一种自己感觉舒适的坐姿，把折叠好的毛毯垫在臀部下方，使下背部区域和腹股沟区域更放松些. 尽量保持脊柱和身体的正直，胸廓略向上提升，身体和思想尽量放松，一只手放在腹部，手指和手掌轻柔地贴紧腹壁，通过鼻孔，尽可能深长、缓慢、轻柔地吸气，腹部略微向外膨胀。吸气之后，停顿几秒钟，然后，舒缓地、放松地通过嘴巴呼气，腹部回到自然位置，重复上面的步骤，反复进行以上练习。

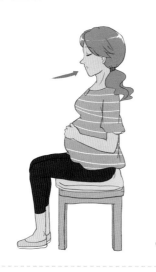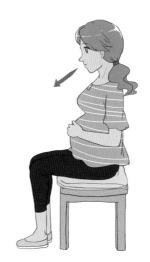

简单按摩缓解腹胀

孕妈妈腹胀难受时，可采取简单的按摩方法舒缓。温热手掌后，以顺时针方向从右上腹部开始，接着以左上、左下、右下的顺序循环按摩 10~20 圈，每天可进行 2~3 次。要注意按摩时力度不要过大，并稍微避开腹部中央的子宫位置，用餐后也不适合立刻按摩。除此以外，在按摩时可加一点儿薄荷精油，也能适度舒缓胀气或便秘的症状。

心情轻松不紧张

紧张和压力大的情绪，也会造成孕妈妈体内气血循环不佳，可能出现腹胀的情况，因而孕妈妈学会放松心情在怀孕期间非常重要。如果孕妈妈们对腹部胀气有更多疑虑时，不妨直接问诊，让医生来辨明症状，可避免因为怀疑而造成的情绪紧绷与心理压力，保持轻松的心态，也有助于孕妇排便的顺畅。

房事需谨慎

精液中含有前列腺素，这种物质会促进女性子宫的收缩。另外，亲密后的快感本身就有促使子宫收缩的作用，而男性生殖器官的刺激也会加倍促使子宫收缩。由此来看，房事后的腹胀是一种自然的生理现象，不必过于担心。不过为了安全起见，孕期在过性生活时，最好还是戴上避孕套。一旦感觉腹胀，就应该马上停下来休息，当日内也不宜再行房事。

孕妈妈经验谈：腹胀就医的标准

孕中期出现腹胀原因有很多，需要就医的情况主要看孕妈妈除了腹胀以外是否还伴有其他症状。有些腹胀尤其是合并小腹下坠感、腹痛、阴道流血等情况时，此时的腹胀往往是由于细菌通过子宫颈部感染到绒毛膜或羊膜并发生炎症而引起的，可能是先兆流产、早产的表现，应及时就医。有一些严重的妊娠并发症如妊娠期急性脂肪肝、妊娠合并病毒性肝炎等，也会以腹胀、食欲不振等为首发症状，孕妈妈也要引起重视。

头发变得干枯、易落

在孕期，大多数孕妇体内都会分泌更多的激素，这种激素的变化会使得女性的头发看起来比没怀孕的时候更加健康。但也有小部分孕妈妈在怀孕期间头发变得干枯、易落，不容忽视。

孕期掉发严重为哪般

导致女性妊娠期间脱发的原因有很多，其中最主要的原因是孕妇在怀孕期间，体内的黄体酮水平会比平时高，如果怀孕的女性本身头发就比较干枯，那么在这种激素的影响下，就会变得更加干枯。如果是这种原因导致的孕期脱发，那么这类型的孕妇在妊娠中晚期脱发现象会更加严重，但是事实上，并不是直接连根脱掉，而是在发根处断掉，这样的掉发现象看起来就会像脱发一样。

若孕妈妈在怀孕期间营养摄入不足，可能会导致内分泌失调，免疫力下降，这时候营养很难被孕妈妈吸收，头发就会因为缺乏必要的营养而掉落。

此外，女性在怀孕期间过度的抑郁，情绪不好等也会导致孕期脱发。所以，孕妈妈在怀孕期间一定要保持心情愉悦。

对于有些到了怀孕中晚期脱发现象比较严重的女性，这类女性掉发的原因主要是在怀孕早期，体内各种激素的水平会发生变化，使得有些已经该掉的头发延长了寿命，一般受到激素的影响，头发的寿命可以延长半年，于是到了怀孕中后期，孕妇的脱发现象就会比较严重，但是在分娩之后，女性体内的各种激素水平会逐渐恢复正常，到那个时候，女性的脱发问题就会消失。所以，如果是这种情况导致的孕期脱发，孕妈妈不用过于担心，而应该保持放松的心情，相信分娩之后情况会有所好转。

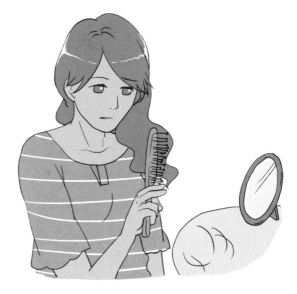

● 不适症状巧应对

　　孕期出现各种头发问题时，孕妈妈不要过于惊慌，可以通过增加饮食营养、按摩头皮等增强头发的生命力。

营养均衡防掉发

很多营养素与头发的健康有很大的关系，当然最重要的是各种营养元素的摄入一定要足够和均衡。以下是防脱发的重要营养素，孕妈妈要经常摄入。

▶ **蛋白质**。蛋白质是头发的助长剂，对于蛋白质的摄取是不可忽视的，很多食物都含蛋白质、鱼类、肉类、蛋类、豆制品、牛奶等，这些含有蛋白质的食物，经过了胃肠的吸收之后，就可以形成各种氨基酸，然后进入血液，从而由头发根部的毛乳头吸收，并合成角蛋白，再经角质化后，成为头发。

▶ **维生素 A**。头发经常脱落或者有头皮屑，可能是缺乏维生素 A 的缘故，所以孕妈妈可以经常吃一些绿色的蔬菜，或者是动物肝脏。在饮食中，胡萝卜、菠菜、莴笋叶等蔬菜中含有较多的维生素 A，而动物肝脏、鱼类、虾以及蛋类食品中也含有较丰富的维生素 A。

▶ **铜、铁**。要想避免脱发，就要注意护发，在护发的时候，矿物质中的铜、铁等有举足轻重的作用，如果头发缺乏铜、铁，会导致头发颜色变淡、变黄。所以可以吃一些动物肝脏和蔬菜，补充铜和铁。

少吃刺激性食物

孕妈妈要少吃刺激性食物，如葱、蒜、韭菜、姜、花椒、辣椒、桂皮等。因为刺激性食物会增加皮脂腺分泌，堵塞头部的毛囊口，导致毛囊营养下降，最终形成脱发。

食疗法改善掉发

食疗脱发即在饮食过程中补充有益于头发生长和健康的食物，达到促进头发生长、改善脱发的目的。饮食中可以有针对性地摄取杏仁、贝类、豆类、鸡蛋、柑橘等食物。

按摩头皮
改善脱发

头皮按摩能促进血液循环，使毛囊获得所需的营养物质，促使头发良好生长，并能延长头发的寿命。孕妈妈如果出现脱发，可以通过头皮按摩来改善，具体方法如下：

step 1　**深呼吸放松头皮**

拇指放在后下颚处，小指放在前发际处，深呼吸 2 ~ 3 次放松心情，为按摩做准备。

step 2　**按摩前额发际**

接着双手十指上推并按摩，往头顶"有力道"地滑动 2 ~ 3 次。

step 3　**按摩侧头部**

手指再上推，大拇指放在耳朵上面，手指成"熊爪状"，以拇指为施力点，其余四指在头部侧面画圆按摩，共做 3 次。在此过程中一定要注意有挪动头皮的感觉按摩才对。

step 4　**直向按摩头顶**

拇指放在太阳穴上，其余四指在分线处，往后移动头皮 3 次。

step 5　**拉发促进血循环**

大把抓起耳朵附近头发，成两撮，以能感到舒服的力道，往斜上方拉。在此按摩过程中只要有头皮在动的感觉就行，不要用力过大。

step 6　**抓捏后脑勺**

手指成熊爪状，把大拇指放在后发际线处，往上"抓龙"至头顶。

step 7　**按压后颈穴道**

双手拇指指腹放在后颈上方中间的天柱穴，按压后，再往外按风池穴。

step 8　**闪电按摩头顶**

拇指放在耳朵上的凹陷处，其余四指画闪电状按摩头顶。

step 9　**按压眼头**

拇指放在眼头凹陷处按压，并配合深呼吸。

防晒

孕妈妈外出时最好戴上太阳帽或使用遮阳伞，避免头发长时间裸露在紫外线下，使头发遭到损害，加重头发脱落。

选用温和的洗发水

孕妈妈的皮肤十分敏感，为了防止刺激头皮影响到胎儿，最好选择适合自己发质且性质比较温和的洗发水，怀孕前用什么品牌的洗发水，如果发质没有因为激素的改变而发生太大的改变，最好继续延用，突然换用其他品牌的洗发水，特别是以前从未使用过的品牌，皮肤可能会不适应，造成过敏现象的发生。有些孕妈妈在怀孕时头发可能会变得又干又脆，那是因为头发缺乏蛋白质，如果使用能给头发补充蛋白质营养的洗发水和护发素，情况将得以改善。

正确干发

孕期，孕妈妈若顶着湿漉漉的头发外出或上床睡觉，非但不舒服，而且容易着凉，引起感冒。用吹风机吹干，不仅会损伤发质，还可能使辐射和细菌对胎儿产生影响。因为有些吹风机吹出的热风，含有石棉纤维微粒，可以通过孕妈妈的呼吸道和皮肤进入血液，再经胎盘血而进入胎儿体内，从而诱发胎儿畸形。其实干发帽、干发巾就可以解决这个问题。戴上吸水性强、透气性佳的干发帽，很快就可以弄干头发，淋浴后也能马上睡觉，还能防感冒，不过要注意选用抑菌又卫生、质地柔软的干发帽、干发巾。

 孕妈妈经验谈： **忌盲目使用生发产品**

人体的头发处在新旧更替、此消彼长的动态过程中，每天脱落一定数量的头发是正常现象，是生命发展的自然规律。更何况孕期激素水平的变化会影响头发的代谢，因此，孕期脱发现象只需控制在合理范围内即可，不需要使用生发产品。加上市场上的部分生发产品含有化工成分，若孕妈妈盲目使用，会给胎宝宝带来伤害。

恼人的孕期皮肤问题

爱美是女人的天性，但孕期由于激素的影响，许多孕妈妈皮肤出现了问题，让孕妈妈们很苦恼。孕妈妈常出现的皮肤问题主要有以下几种：

孕期三大皮肤问题：干燥、瘙痒、色素沉着

怀孕后的皮肤状况会受体内激素分泌等因素的影响，随之而来的皮肤干燥、瘙痒、色素沉着等问题也会困扰着孕妈妈。

▶ **皮肤干燥。**怀孕之后由于激素的变化，会使肌肤变得干燥。鼻子和嘴周围的皮肤很容易脱皮。原因不光是干燥，有时还可能是皮炎。这主要是因为疲劳、压力或维生素不足等引起的局部免疫力下降，保湿是没有效果的。

▶ **皮肤瘙痒。**皮肤瘙痒的感觉比疼痛更加让人难以忍受。痒是许多孕妈妈都有过的经历，孕期中的痒可以统称为"妊娠性皮肤瘙痒症"，很多人认为很可能和雌性激素的增加有关。胆汁产生物质会增加到血液中，会刺激到皮肤的神经末梢，所以会产生痒的现象。

▶ **色素沉着。**由于孕期的特殊生理变化，内分泌易失调，如孕期垂体分泌促黑色素增多，多处色素沉着，也让孕妈妈成了易长斑人群。

长痘，孕妈妈也可能遇到

谁说痘痘只有青春期才会长？孕妈妈也会长痘，以下就是可能导致孕妈妈长痘的几个原因：

◆ 激素分泌不稳定。怀孕后，孕妈妈体内的激素开始变得不稳定，导致面部开始出油，痘痘就开始层出不穷。

◆ 压力过大。如果孕妈妈的压力过大，也会导致体内激素的失调，引起面部长痘情况的发生。

◆ 睡眠不足。孕妈妈每天都需要足量的睡眠来满足自身和胎宝宝的需求，但是如果孕妈妈的睡眠不够，那内分泌就会开始紊乱，皮肤也会出现各种问题。

◆ 饮食不当。如果孕妈妈在孕期的饮食过于油腻、辛辣，就会引发皮肤长痘、多油等各种问题。

◆ 皮肤清洁不到位。如果孕妈妈自己皮肤的清洁做得不到位，那么皮脂就会堆积在毛囊中，面部就会开始长痘痘。

● 不适症状巧应对

恼人的孕期皮肤问题并非无可救药，孕妈妈可以从饮食入手，多摄取均衡的营养素，改善肌肤，另外，做好日常护理也很重要。

饮食均衡，保证皮肤营养	孕妈妈要适当多吃新鲜蔬菜和水果，必要时也可服用一些维生素 B_2、维生素 C 片，以防皮肤干裂。要特别注意饮食营养平衡，增加镁、钙等矿物质的摄取，如肉类、鱼、蛋，还要增加必要的脂肪酸和维生素，如绿色蔬菜、水果、坚果、谷物、牛奶、鱼油、豆类等；在孕妈妈每天的饮食中，尽量避免吃辛辣食品、饼干和方便面，否则会使皮肤更加干燥而无光泽。
多喝水，为皮肤补水	孕期，孕妈妈需要的水分大多是靠喝水补给的。人体每天从尿液、流汗或皮肤蒸发等流失的水分约为 1800 ~ 2000 毫升，而每天的三餐中由食物摄取的水量约为 1000 ~ 1200 毫升，因此每天饮用 6 ~ 8 杯水，分时段补水，同时适量饮用果汁，对肌肤补水很有帮助。但孕妈妈要避免饮用没有煮开的水，因为未烧开的水中含有氯，会与水中残留的有机物相互作用，产生一种叫"三羟基"的致癌物质。此外，久经煮沸或反复煮沸的开水也不能喝，因为水在反复沸腾后，水中的亚硝酸银、亚硝酸根离子以及砷等有害物质的浓度相对增加。喝了久经煮沸的开水以后，会导致血液中的低铁血红蛋白结合成不能携带氧的高铁血蛋白，从而引起血液中毒。
房间定期通风、保持舒适的湿度	肌肤会受到室内环境的影响，为了肌肤不缺水，房间要定时通风，减少因为空气不流通生成的有害物质在皮肤堆积。房间内要保持舒适的湿度，冬天保持在 30% ~ 80%，夏天保持在 30% ~ 60%，才能保证皮肤不大量失水而出现干燥的现象。

**外出注意
防晒**

孕期皮肤内的黑色细胞处于活跃的状态，阳光中的紫外线更会助长这种状态。因为怀孕期间祛斑的积极治疗是很难的，所以一定要采取预防措施，如出门打太阳伞、涂抹防晒霜等，尽量减少紫外线的照射。即使是在冬天，也不代表没有紫外线，孕妈妈也需做好防护措施。

**皮肤日常清
洁很重要**

无论怀孕与否，洗脸都是皮肤护理基础、关键的一步，不可忽视。但是孕期洁面不宜过多，以免破坏皮肤本身的自我保护功能，以早晚各 1 次为佳。早晨洁面可洗去睡眠中代谢的油脂保持皮肤通透清爽，夜晚洁面则可以彻底清洁一整天脸上的"风尘"。

洁面时，应选择性质温和兼具保湿成分的孕期专用洁肤产品，以保证肌肤水润不紧绷，洁面时采用打圈手法，彻底清洁的同时也可起到初步的养护作用，令后续步骤更加有效。

**做好皮肤保
湿护理**

进入孕中期，有的孕妈妈皮肤变得出油旺盛，也有些孕妈妈的皮肤会变得粗糙干燥，因此，保湿和滋润是孕妈妈们每天必不可少的基础护理。但是，一定要选择没有激素及任何刺激成分的产品，可以选一些专门为孕期女性打造的孕妇护理系列产品。

洁面后用手轻轻拍打几下脸部，等水分半干，用温和的润肤霜均匀擦于面部，并轻轻按摩，这样有利于保持皮肤水分，促进皮肤的血液循环。使用保湿乳液敷脸时，建议孕妈妈以小面积画圈的方式，比平常多按摩几次。另外，尽量避免使用油性的乳液、磨砂膏或者含有香精或酒精成分的清洁液来洁净脸部，因为这些清洁用品或多或少都会刺激因怀孕而格外敏感的肌肤。如果要清洗物品，尽量避免直接用手接触清洁剂，注意保护手部皮肤。

女性怀孕后，体内发生了许多特殊的生理变化，比如汗腺和皮脂腺的分泌变得比以前更加旺盛，表现为容易出汗。如果不经常洗澡的话，表皮的污垢可能会影响毛孔的排泄功能，易招致感染而发生皮肤病。因此，孕期应勤洗澡。

使用温和的沐浴产品

沐浴用品以采用中性温和、无刺激性、无浓烈香味、具有保湿性的为佳。这样可以尽量避免不合适的沐浴用品使皮肤出现干燥、脱皮、起疹子等过敏现象，或因增加过于刺激的味道而造成头晕的可能。

穿着舒适，减轻瘙痒感

孕妈妈应该尽量穿着宽松、透气的棉质衣料，避免合成纤维的衣料。有的孕妈妈喜欢穿着裤袜，希望那样会使自己的大腿和小腿更加紧绷。然而从皮肤护理的角度来看，穿裤袜容易造成大腿内侧、臀部等部位的皮肤因为透气不佳而干涩、无光泽。另外，孕妈妈们经常会遇到乳房周围皮肤瘙痒的问题。如果能在穿戴孕妇文胸前，在这些部位洒上一些不含香味的爽身粉，就可以减轻胸罩对肌肤的刺激。

皮肤病不可自行用药

当孕妈妈出现湿疹、妊娠痒疹、妊娠疱疹等皮肤病时，一定要及时就诊，不可自行用药，因为某些药物或许会给胎儿造成不良影响。

孕妈妈经验谈： 一般护肤品都适合孕妇使用

在孕前经常用的护肤品，只要是无添加的，没有具有"美白、保湿、祛斑"等功效性的护肤品，孕妈妈是可以继续使用的。因为每个孕妇的皮肤不同，贸然更换护肤品可能会引起皮肤的不适应。如果怀孕后肌肤变得挑剔，可以再尝试更换成孕妇专用护肤品。

牙龈肿痛、老是出血

怀孕时孕妈妈血液中雌激素和孕激素水平明显上升，会使牙龈充血肿胀、颜色变红，刷牙时容易出血，偶尔还会疼痛不适。

孕期牙龈肿痛的四个原因

◆ 急性牙龈炎。这种情况大多是因为孕妇有上呼吸道的感染问题，而且不仅仅是牙龈肿痛，还会有喉痛、嘴巴发干发苦的情况，舌苔也会发黄并且很厚。

◆ 急性牙髓炎。孕妇如果有蛀牙并且没有及时治疗，那么蛀牙可能引起牙髓炎并发牙龈肿痛。

◆ 智齿冠周炎。智齿是最后发育的牙齿，所以它往往会没有空间萌发，因此智齿会挤到牙龈导致其出现发炎，出现牙龈肿痛的情况。

◆ 妊娠期龈炎。孕期女性的激素水平会高于正常水平，这就会导致各种炎症加重，在生完孩子之后会自行减轻甚至是消退。

● 不适症状巧应对

孕期出现牙齿问题后，如果情况不是很严重的话，一般不建议去医院做治疗，此时孕妈妈可以通过日常生活中的护理加以改善。

增加钙的摄入量	孕妈妈平常要注意补充钙质，不仅可以提供给宝宝，还可以坚固自己的牙齿。所以日常的菜谱中，要加入虾、猪骨汤、牛骨汤等富含钙质等食品。
保证维生素C的摄取	维生素C是连接骨骼、结缔组织所必需的一种营养素，能维持牙齿、骨骼、血管、肌肉的正常功能，增强对疾病的抵抗力，促进外伤愈合。如果人体缺乏维生素C，可引起坏血病，并有毛细血管脆弱、皮下出血、牙龈肿胀流血或溃烂等症状。孕妈妈要保证维生素C的摄入，才能减少牙齿疾病，并满足胎儿的营养需求。

保证口腔清洁

维护口腔健康，首先要保证口腔的清洁，才能改善牙齿组织的血液循环，增强牙齿的抗病能力。孕妈妈要做到以下几点：

◆ 坚持每日2次有效刷牙。对容易感染蛀牙的孕妇，适当用一些局部使用的氟化物，如氟化物漱口液等。使用短软毛的牙刷轻轻刷牙，这样不会引起牙龈出血。

◆ 每天用漱口水漱口。最好选用具有杀菌功能的漱口水，多漱几次，漱完口后将漱口水吐掉，千万别把漱口水当饮料一饮而尽。

◆ 使用不含蔗糖的口香糖清洁牙齿，如木糖醇口香糖。如果能在餐后和睡觉前咀嚼1片，每次咀嚼至少5分钟，对于牙齿和牙龈健康是很有帮助的。

◆ 避免吃容易粘在牙齿缝隙中的甜食。如软糖、太妃糖等，因为此类甜食的渣滓会留在牙齿缝隙中，且不易清除，容易导致牙病的发生。

◆ 每隔3个月检查口腔。如果自觉有口腔疾病，应随时就诊，及时处理，按医嘱做好保健工作。

正确刷牙

正确的刷牙方法能有效地清除牙齿及牙周组织菌斑和软垢，可起到预防龋齿和牙周病的作用。刷牙时牙刷应指向牙根方向，顺序为由前向后，由外向里。

① 刷上颌后牙时，将牙刷置于上颌后牙上，使刷毛与牙齿呈45度，然后转动刷头，由上向下刷，各部位重复刷10次左右，里外面刷法相同。

② 刷上颌后牙时，将牙刷置于上颌后牙上，使刷毛与牙齿呈45度，然后转动刷头，由上向下刷，各部位重复刷10次左右，里外面刷法相同。

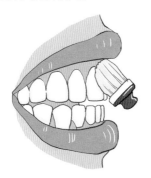

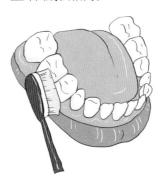

③ 刷上前牙腭面和下前牙舌面时，可将刷头竖立，上牙由上向下刷，下牙由下向上刷。

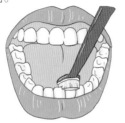

④ 刷上下牙咬合面时，将牙刷置于牙齿咬合面上，稍用力以水平方向来回刷。

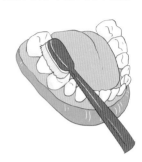

选择合适的牙刷

一把合适的牙刷对于口腔的清洁很重要。如何挑选适合孕妈妈的牙刷呢？

◆ 选用软毛保健牙刷。孕妈妈怀孕后体内的激素变化可能会使牙龈出现轻微的肿胀，使用软毛的保健牙刷可避免牙龈出血。孕妈妈的牙刷要3个月更换一次。

◆ 同时备有细小刷头的牙刷或单头牙刷。牙刷毛难以接触到牙面，会使牙齿较难刷干净，可以使用刷头细小的牙刷或单头牙刷清洁。

善用洁牙工具

牙线是辅助洁牙的好帮手。人体的齿缝和牙龈线是牙刷不易刷到的地方，用牙线能深入牙龈清除污垢，去除牙齿邻面的牙菌斑和食物残渣。

餐后用温水漱口

牙神经对于温度的变化是比较敏感的，所以在碰到冷水的刺激时就会出现牙疼的情况。建议孕妈妈饭后用温水漱口，可以有效预防过敏性的牙疼。每次吃完饭要尽快漱口，清洁牙齿缝隙中的食物残渣，还能消毒杀菌，有效缓解牙龈肿痛。

孕前做好口腔检查

孕妇的口腔健康不仅关系自身，更直接影响胎儿的生长发育。研究发现，轻度口腔疾病可能增加胎儿生长受限和低出生体重的危险，当孕妇患中重度口腔疾病时，影响更为显著。为了胎儿和自身的健康着想，建议女性在备孕期间进行一次全面的口腔检查，如果有牙龈炎、龋齿等问题，应及时治疗。在孕期更需要注意口腔卫生，以避免牙龈部肿痛发炎产生的细菌进入母体的血液循环，直接导致宫内胎儿受感染而影响发育，还会导致细胞因子和抗体增高的全身系统反应，对胎儿和自身健康造成严重伤害。

孕期慎做拔牙治疗

对于孕妇来讲，无论是进行运动还是疾病的治疗，都需要慎之又慎。这是因为，此时孕妈妈本身的身体素质有所下降，再加上腹中的胎儿，万事都应小心。对于拔牙这件看似小的手术，也不推荐孕妈妈做。

孕早期是胚胎器官发育与形成的关键时期，如服用药物不当或 X 光照射剂量过高，就可能会导致流产或胎儿畸形。所以，若非紧急情况，医生都不建议进行牙科治疗，更别说拔牙了。

孕中期，若一定要治疗牙齿，此时是一个相对安全的治疗时机，但只建议做一些暂时性的治疗，不宜拔牙。

孕晚期，此时期的孕妈妈不适合进行长时间的牙科治疗，因为敏感的子宫容易因外界刺激而引发早期收缩，再加上治疗时长时间采取卧姿，胎儿会压迫孕妈妈的下腔静脉，减少血液回流，导致孕妈妈出现仰卧位低血压，同时使心脏输出量下降，产生脑缺氧，甚至出现晕厥、丧失意识等。

孕妈妈经验谈： 冷敷面颊，减轻疼痛感

孕妈妈出现牙痛时，可以将棉质毛巾用冷水打湿，冷敷面颊，敷有牙疼问题的一侧，每日 3～4 次，每次 15 分钟，这对于缓解牙疼非常有效。

⑥ 夜晚腿部不慎抽筋

大约有半数以上的孕妇，在孕中期会出现腿部抽筋，尤其是在晚上睡觉时。这些突然发生的、烦人的肌肉痉挛，可能是由于钙、镁缺乏或者是轻微的循环障碍引起的。

引起孕妈妈腿部抽筋的五大元凶

大多数孕妈妈在孕中期会出现腿部抽筋的症状，通常是由以下 5 个原因引起的：

▶ **低钙血症**。胎儿骨骼生长所需的钙全部依赖母体提供，因此，孕妈妈每天必须保证 1200 ～ 1500 毫克的钙摄入量。若母体钙摄入不足，必将造成血钙低下。而钙是调节肌肉收缩、细胞分裂、腺体分泌的重要因子，低钙将增加神经肌肉的兴奋性，导致肌肉收缩，继而出现抽筋。由于夜间血钙水平常比日间低，故抽筋多在夜间发作。

▶ **过度劳累**。随着孕期体重的不断增加，孕妈妈腿部负担不断加重，腿部肌肉经常处于疲劳状态；怀孕期间走得太多或站得过久，腿部肌肉负担增加，导致局部酸性代谢产物堆积，就会引起肌肉痉挛。

▶ **睡眠姿势不当**。睡眠姿势不好，长时间仰卧，使被子压在脚面，或长时间俯卧，使脚面抵在床铺上，迫使小腿某些肌肉长时间处于绝对放松状态，引起肌肉"被动挛缩"。

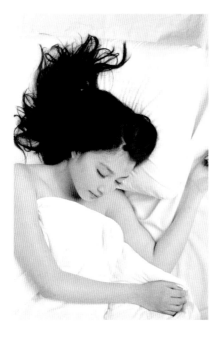

另外，睡眠时间过长，会造成血液循环减慢，使二氧化碳等代谢废物堆积，也有可能诱发肌肉痉挛。

▶ **饮食因素**。缺钙虽是孕期抽筋的最常见原因，但抽筋却并不全由缺钙所引起。孕妈妈在一次过量摄入肉类物质后，会引起抽筋，这是因为，肉类富含蛋白质，摄入过多将影响碳水化合物的代谢，导致酸性代谢产物堆积，引起电解质紊乱。而电解质紊乱的表现之一就是抽筋。

▶ **寒冷因素**。如果夜里室温较低，睡眠时盖的被子过薄或腿脚露到被外，小腿肌肉很容易受凉，由于寒冷刺激，使腿部肌肉出现痉挛抽筋。

● 不适症状巧应对

夜间腿部抽筋势必会影响孕妈妈的睡眠质量，因此，当出现抽筋时，还需积极应对。可以从饮食入手，减少抽筋。

饮食尽量多样化

孕妈妈平时要注意饮食多样化，均衡摄取多种营养物质，预防腿部抽筋。例如，多吃含钙丰富的食物，如芝麻、排骨、虾皮、海带、奶制品、绿叶蔬菜、葵花籽、鲑鱼、干豆等，同时注意补充维生素D，以促进钙的吸收和利用；多吃含镁的食物，如枣、无花果、甜玉米、上海青和苹果等；多吃富含维生素C的食物，包括柑橘类水果、绿叶菜、土豆和西红柿等。此外，建议每天喝几杯新鲜橙汁，补充矿物质。

孕期注意补钙

胎儿骨骼生长所需的钙全部由孕妈妈提供，孕妈妈每天必须保证1200～1500毫克的钙摄入量。若母体钙摄入不足，必将造成血钙低下。而钙是调节肌肉收缩、细胞分裂、腺体分泌的重要因子，低钙将增加神经肌肉的兴奋性，导致肌肉收缩，继而出现抽筋。由于夜间血钙水平常比日间低，所以抽筋多在夜间发作。此时孕妈妈可以适当选择钙剂进行补充。一般建议每日一片钙片，若缺钙明显则每日两片。个别孕妈妈服用钙片后可能出现大便干结的症状，可用蜂蜜水来润肠。

选择舒适的鞋袜

合适的鞋袜可以帮助孕妈妈摆脱很多不适，尤其是下肢引起的不适，所以，选择正确的鞋袜很有必要。孕妈妈所穿的鞋子足趾与足跟的高度差距不要太大，可选择平底、厚底鞋或气垫鞋。袜子的选择也很重要，孕妈妈可以搭配及膝的弹性袜，弹性袜可选择较厚、弹性好一点的材质，棉质、毛料与弹性纤维混纺的料子，比弹性袜穿起来更为舒适，吸汗性也更强。

采取左侧卧的睡姿

左侧卧位能使孕妈妈的子宫维持正常的张力，保证胎盘的血液灌注量，还能避免子宫对下腔静脉的压迫，不会影响下肢的静脉回流，从而降低腿抽筋的风险。

户外晒晒太阳

晒太阳有利于帮助孕妈妈体内合成维生素 D，促进钙的吸收，预防腿抽筋。孕妈妈要把晒太阳作为每日必修课，晒太阳要足量，冬季每天不少于 1 个小时，夏季每天不少于半小时。特别是那些久坐办公室或在地下室等场所工作的女性来说，晒太阳更为重要。每天最佳日晒时间是上午 9 ~ 10 点，下午 4 ~ 5 点，可以避免紫外线过强对皮肤造成伤害。因为孕妈妈激素的变化，容易产生色素沉着，在紫外线的照射下就更容易出现色素沉着，所以，孕妈妈在进行日光浴之前最好涂上防晒霜，平时多吃富含维生素 C 的食物，预防色素沉着。

注意腿部保暖

小腿肌肉在受到寒冷刺激后，肌肉易出现痉挛抽筋。因此，要注意腿脚的防寒保暖。睡眠时保持下肢温暖，尤其是在入睡前，不要直接让小腿吹风或冷气，并采侧卧姿势，可以减轻症状。睡觉时可以用热水袋来暖被褥，将腿部垫高可以防止抽筋的发生。

避免长时间保持某一种体位

长时间保持某种体位，如行走、站立、跷二郎腿等，会使腿部静脉受压，血液回流受阻，造成血流瘀滞。当血流瘀滞达到一定程度时，就会使腿部肌肉痉挛。因此，建议孕妈妈每走一会儿或站一会儿要坐下来休息一下，以减轻双脚的负担，避免双脚过度劳累。平时走路时要注意姿势，可以有意识地让脚后跟先着地，小腿伸直时脚趾弯曲些不往前伸，能够减少小腿抽筋的发作。

经常锻炼,但需防止肌肉过于疲劳

在怀孕期间孕妈妈应尽可能多活动,走路、游泳、瑜伽或其他适度的锻炼形式都有助于防止腿部抽筋。在公园走走,或者只是到商店转转都能让孕妈妈得到适度的锻炼。如果觉得累了,别忘了要停下来歇一歇,防止肌肉过于疲劳。孕妈妈应尽量避免如长途跋涉、快跑等剧烈运动,以免腿部肌群过度疲劳。因为肌肉紧张度未消除时,过多的酸性代谢产物如乳酸会刺激肌肉引发抽筋。在用腿过度时,可以用热水泡脚,或者洗个热水澡,并按摩双下肢肌肉,减少乳酸堆积,从而避免腿部抽筋。

坚持腿部按摩

准爸爸可以每天给孕妈妈进行按摩,促进孕妈妈下肢的血液循环,减少腿部抽筋的发生。准爸爸用双手拇指指腹按揉孕妈妈的大腿前侧,反复揉捏2分钟;接着,用双手手指按摩孕妈妈小腿的内外侧2分钟;最后,用双手拇指指腹沿着足弓到脚跟的方向进行有节奏的按压。双腿交替按摩,至局部发红发热。当腿部抽筋发生时,也可以轻轻按摩抽筋部位的肌肉,缓解疼痛。

抬脚＋热敷,预防腿抽筋

孕妈妈休息时可平躺,将脚部稍微抬高,脚趾向上伸展,使小腿后部肌肉舒张,减轻肿胀、不舒服;每天泡一次脚,每次泡10分钟,然后对容易抽筋的脚部肌肉进行按摩,使循环增加以利排出代谢物,还可以搭配热敷,效果会更加显著。

孕妈妈经验谈: 抽筋时腿立刻着地

一旦抽筋发生,孕妈妈应该立即站在地面上蹬直患肢;或采取坐位,将患肢蹬直。这样使小腿蹬直、肌肉绷紧,再加上局部按摩小腿肌肉,即可缓解小腿抽筋引起的疼痛。

站着说话也腰痛

随着肚子的渐渐隆起，孕妈妈在满心欢喜的同时也感受着宝宝长大给自己身体带来的不适，腰痛的现象也变得明显。也只有孕妈们才深刻体会到原来"站着说话也腰疼"。

导致孕中期腰疼的原因

面对以胎宝宝健康生长为代价的腰痛很多孕妈妈选择忍受，尤其到了孕中期，总感觉腰痛是因为宝宝长大了，压迫到了哪个地方或者哪条神经才会腰痛，其实这只是孕期腰痛的一部分原因。孕期腰痛的具体原因如下：

▶ **胎盘、羊水增多，腰椎负重过大。**怀孕后宝宝及附属的胎盘、羊水等一天天增大、增多，增加了腰椎前方的负担。为了保持平衡，孕妇站立时腰背肌必须用力收缩，使骨盆前倾，形成特有的挺腰姿势，腰背肌持续收缩，无法放松休息，时间久了会因疲劳引起腰痛。

▶ **孕期体内激素变化。**怀孕后体内激素改变，使骨盆韧带松弛，以适应胎儿生长及日后分娩的需要，这样腰部韧带、筋膜也会松弛，弹力减低，容易劳损而引起腰痛。

▶ **营养不良。**孕期女性对各种营养的需求要比孕前大很多，如果此时不能保证各种营养的摄入，尤其是钙的摄入，就有可能使得孕妈妈因为缺钙而影响骨硬度，引起腰痛。

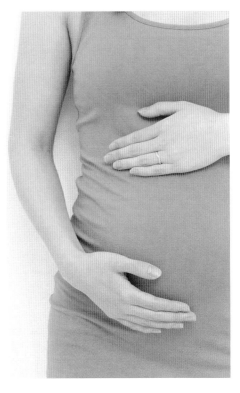

▶ **不良的睡姿。**随着宝宝的发育，好像越到晚期孕妈妈想要找到舒服的睡姿就越难。可是你知道吗，睡姿也会在一定程度上影响胎宝宝的发育。孕中期肚子渐渐隆起，害怕压到哪里的孕妈妈干脆采用仰卧的睡姿，其实长时间的仰卧姿势会压迫颈椎前方的下腔静脉，造成胎儿缺氧。因此仰卧位并不是合适的睡姿选择。此时建议孕妈妈选择左侧卧位，不仅能缓解孕期腰痛，也有利于宝宝的发育。

不同阶段的腰痛，症状不同

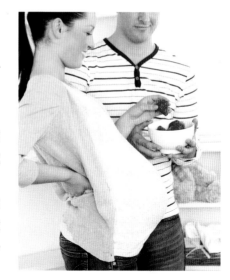

孕期腰痛是孕期常见的正常生理反应，但痛感稍微敏感的孕妈妈就会发现，不同阶段的腰痛，症状并不相同。

▶ **孕早期。**这一阶段的腰痛不会特别严重，疼痛比较轻微，多为腰酸背痛。这一时期的腰痛往往是由子宫后倾压迫直肠和韧带造成的，孕妇不必紧张。

▶ **孕中、晚期。**中晚期的腰痛会由早前的轻微疼痛转变为腰部过度疲劳。随着宝宝发育促使子宫增大，为了保持身体平衡，上身会不自觉地后仰，因而引起脊柱过度前凸，背伸肌持续紧张，造成腰、背部过度疲劳，很容易就腰酸背痛，这种疼痛不会是突发性的，长此以往会让孕妈妈感到非常不适。

● 不适症状巧应对

孕中期出现腰痛时，同样可以用食疗的方式，补充对应的营养素进行缓解。此外，孕期按摩、腰部保健等，对于缓解疼痛也是有益的。

适当补充维生素 B₁

有的孕妈妈腰疼是因为缺乏某些营养物质，例如 B 族维生素。孕期适当吃一些富含维生素 B_1 的食物，可以缓解腰疼。

孕期由于胎儿的快速发育，孕妈妈很容易缺乏维生素和钙等营养物质，一旦缺乏就容易引起腰痛。

谷物类、动物内脏（肝、心及肾）、肉类、豆类及坚果中，都含有丰富的维生素 B_1，孕妈妈可以适量食用，不过要注意选择食物，不偏食，注意主食中粗细搭配，尽可能保证营养均衡。

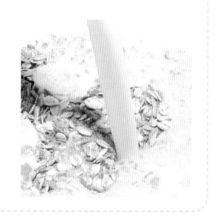

当孕期腰痛伴随腿抽筋、坐骨神经痛等症状出现时，预示着孕妈妈缺钙，这时孕妈妈就要及时补钙，保障身体健康。

适量补钙

以牛奶、酸奶为代表的奶产品，鱼、虾等海产品，豆浆、豆腐等豆制品，都是补钙推荐的食物，孕妈妈可以根据自己的喜好进行选择。另外应注意，孕期补钙宜少量多次，补钙最佳时间是在睡觉前和两餐之间。注意补钙时要距离睡觉有一段的时间，最好是晚饭后休息半小时再进行。

**适当控制体重，
预防腰痛**

孕期不加节制的进食导致体重直线上升，不但会增加腰部负担引起腰痛，还对孕妈妈和宝宝的健康不利。

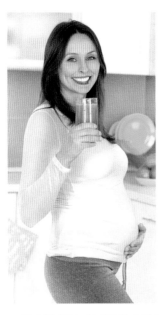

▶ **一日三餐一定要有规律。**吃饭的时候要细嚼慢咽，切忌狼吞虎咽。吃得过快、食物咀嚼得不精细，不但给胃增加了负担而且不利于消化。

▶ **尽量少吃零食和夜宵。**吃零食是导致肥胖的重要因素之一。夜宵也是保持体重的大敌，特别是就寝前两个小时左右吃夜宵，不能消耗，脂肪很容易在体内囤积。

▶ **避免用大盘子盛装食物。**面对一大盘子美味的诱惑，孕妈妈可能会失去控制力，此时可以用小盘子盛装或者实行分餐制。

以上这些饮食习惯的小改变，都可以帮助孕妈妈在均衡营养的前提下适量饮食，控制好孕期体重。

用湿毛巾热敷

孕妈妈时常被孕期腰痛带来的不适所影响，据说"准爸爸牌"毛巾热敷对缓解腰痛有明显的功效。孕妈妈结束了一天辛苦的工作之后，在床上找到舒适的姿势享受一下准爸爸的温柔热敷，不管在身体上，还是心理上都会感觉到舒服。

取一块干净的毛巾，打上一盆热水，开始给孕妈妈腰部热敷，将热毛巾敷在腰部半小时左右，可以有效减轻疼痛。如果能找准穴位热敷就更好了。此法看似容易，贵在每天坚持。需要提醒的是，热敷时间不宜过长，以免灼伤皮肤，孕妈妈热敷过程中如果感觉不适，应立即停止。

做做腰部保健

在怀孕期间，尤其是孕中期，孕妈妈可以尝试做一些温和的运动来帮助自己缓解腰疼，前提是没有身体不适的情况下，适当进行腰部保健。比较适合孕妈妈的运动有散步、孕妇瑜伽以及游泳，这些运动有利于增强腰背部肌肉的力量，适合作为腰部保健运动。但运动时要注意动作轻柔，一些激烈的动作要避免，而且不能太累。需要提醒孕妈妈，不要高估自己的腰部力量，粗心大意的弯腰、提重物等都会加重腰痛，平时要多加留意。

孕妈妈经验谈： **孕期工作，避免久坐久站**

孕妈妈一旦怀孕，都不应该再久站，长时间的站立不动会增加脊椎负担，还会引起腰背痛，加重下肢水肿和静脉曲张。而孕期久坐同样会让孕妈妈因为缺少活动导致血液循环不畅，引起腹痛、颈椎痛，加重孕期腰痛。

所以，为了缓解自身身体的不适，也为了胎宝宝的健康发育，工作中的孕妈妈要适时地坐下休息或者起身活动，扭扭腰、动动腿，让自己在忙碌的工作之余得到休息，劳逸结合。

8 彻底变身"大象腿"

"十个准妈九个肿"，究竟是什么让孕妈妈变得看上去像是被"吹了气儿"似的？美美地做孕妈妈就这么难吗？怎样才可以消肿呢？别急，这就重新把你带回美丽孕妈妈的大道上。

孕期为何多水肿

自从怀孕以后，尤其是到了孕中期后，90%的孕妈妈感觉自己"变肿了"。全身水肿、手脚发胀，连脚都变大了？在彻底变身为"大象腿"的道路上越陷越深。这究竟是为什么呢？

孕妈们发现自己的手、脚变肿时，如果按压手背或者小腿不能立即恢复，就认为是水肿。水肿较轻的孕妈妈限于小腿，先是脚踝部分，然后慢慢向上蔓延，严重的会引起大腿、腹壁甚至全身水肿。经过休息或者抬高下肢可自行消退，不需要特别在意，但连同腹壁也水肿，经过休息仍然不能消肿的孕妈妈，就应该到医院检查水肿原因，不能麻痹大意。

手脚水肿主要是由于妊娠子宫增大，压迫静脉，造成静脉回流受阻造成的。下肢水肿也是生理性水肿的一种，主要原因有以下4点：

◆ 毛细血管通透性增加。尤其是患妊娠高血压综合征时，全身小动脉痉挛使毛细血管缺氧，血浆蛋白及液体进入组织间隙导致水肿。

◆ 孕期下肢毛细血管压力升高。导致滤过率增加，再加上静脉压力升高，影响组织液回流，尤其站立或走路时间过长，会使水肿加重。

◆ 血浆胶体渗透压降低。也就是血浆白蛋白下降，在蛋白质摄入不足或吸收不良时，或者劳动负荷量过大时，都容易出现水肿。

◆ 受内分泌影响。肾小管对钠的"重吸收"增加，使体内水钠潴留。

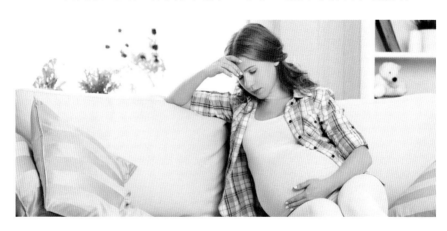

脸、四肢易水肿

孕妈妈在整个孕期都有可能出现水肿现象，尤其孕晚期，由于胎儿增大，对子宫的压迫加剧，同时也会造成静脉受压等血液循环系统问题，更容易水肿。

脸和四肢是最易水肿的地方。由于离心脏较远不能带来顺畅的血液循环，加上静脉压升高，脸、四肢就成了水肿的"突出表现区"。好在水肿可以通过日常生活的调整得以缓解，也并不会影响宝宝，所以孕妈妈不用太过紧张。

● 不适症状巧应对

孕期身体出现不同程度的水肿是大多数孕妈妈都会经历的不适症状之一，无论是在脸部还是身上，或者四肢，都会或多或少影响孕妈妈的生活和身体健康。当出现水肿时，孕妈妈应格外注意自己的饮食，并从生活中加以调节。

补充足够的蛋白质

已经出现水肿的孕妈妈可以通过改变营养，增加饮食中蛋白质的摄入量，以提高血浆中白蛋白含量，增加胶体渗透压，将组织里的水分带回到血液中，改善水肿现象。

富含优质蛋白质的食物主要有鱼、瘦肉、牛奶、蛋类、豆类及其制品。孕妈妈可以根据自己的喜好进行选择。

多吃新鲜蔬果

孕妈妈应保证自己每天摄入充足的新鲜蔬果。胡萝卜、菠菜、西蓝花、香蕉、火龙果等都是非常有益于孕妈妈的食物。蔬菜和水果中含有人体必需的多种维生素和微量元素，可以帮助孕妈妈提高机体的抵抗力，加强新陈代谢，还具有解毒利尿等作用，从而缓解孕妈们身体水肿的症状。

坚持低盐饮食

由于孕妈妈孕期的身体变化，对盐分及水分的调节功能下降，为了改善水肿现象，每日食盐的摄取量应控制在5克以下。同时，在饮食方面要尽量避开高盐分的食物，如腌菜、火腿、烟熏或腊肉制品，以及腐乳、拌酱等调味料等。

多吃利尿
食物

孕妈们不想看着自己的腿脚天天水肿得厉害，拒绝做"大象腿"其实也不难，在孕期经常吃一些利尿消肿的食物就能起到改善孕期水肿的作用。下面就推荐几种"百搭款"，孕妈们可以吃起来。

▶ **冬瓜——消肿大王：**冬瓜钾含量高，钠含量低，是非常好的利水消肿食物。此外，冬瓜所含的丙醇二酸能抑制糖类转化为脂肪，防止体内脂肪堆积。

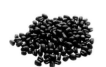

▶ **红豆——利水补血：**红豆适合于各种类型的水肿，不但具有利尿消肿、清热解毒的作用，还有补血的功效，是孕妈妈的滋补佳品。孕妈妈可以经常煮些红豆汤来喝，不过红豆不易煮烂，建议煮之前先浸泡几个小时。

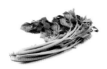

▶ **芹菜——通便利水：**芹菜能够利尿消肿、平肝降压、养血补血，其含有丰富的膳食纤维，具有很好的通便利水作用，尤其适合便秘的孕妈妈吃。但因为芹菜的降压效果很强，血压偏低的孕妈妈不要多吃。

喝水有讲究

好多孕妈妈在不了解自身水肿的原因时，总担心是喝水太多而导致的，所以会不敢喝水。体内缺水会导致血液浓缩，不利于新陈代谢。其实水肿并不是因为喝水太多造成的。相反，随着孕妈妈体内血流量的增加，供给循环和消化所需的水分也会增多，这时就需要适当多饮水，在清晨、午后都可以饮水，按照少量多次的原则，保证体内水分的充足。但过量就会加重水肿，所以看似平常的喝水，对于孕妈妈来说还是讲究些的好。

劳逸结合，预防水肿

睡眠是孕妈妈身体代谢与调整的保障，当出现身体水肿时，不要过于紧张、劳累，保证足够的休息时间，让身体处于休整的状态，才能有时间去消肿。身体的水肿现象往往早晨较轻，晚上较为严重，所以最好在下午有 2 个小时的休息，每晚的睡眠应至少保证 8 个小时。

不要穿紧身袜

孕妈妈最好不要穿会压迫到脚踝及小腿的紧口袜子，否则会阻碍血液回流。如果想要穿可预防或治疗水肿的弹性袜时，要选择高腰式的，并在早晨醒来离开床之前先穿好。尤其是长期站立或是保持坐姿的孕妈妈，可以选择孕妇专用的袜子，避免过多血液堆积在下肢，从而减轻身体水肿。

腿部保暖很关键

为了消除肿胀，孕妈妈必须保持血液循环畅通。腿部保暖可以加速血液循环，在秋冬季节，孕妈妈可以采取穿加厚的裤子、长款大衣或者使用护膝等保暖措施，这样既能缓解由于孕期子宫增大对下肢带来的压迫，也能缓解下肢水肿。

按摩缓解水肿

在饭后的闲暇时间里，贴心准爸爸可以给孕妈妈按摩。按摩能起到加速血液回流、减轻静脉内压的作用，预防和消除水肿的同时也可以增进感情。但要记住，按摩时要从小腿方向逐渐向上，这样才有助于血液返回心脏。

孕妈妈经验谈： 睡觉时垫高腿部

在日常的工作生活中，细致的孕妈妈会发现，垫高腿部也可以缓解水肿。如果你是坐着工作时间较长的孕妈妈，在脚下垫上矮凳，可以起到加速血液回流、减轻静脉内压的双重作用。工作间隙可以适当走动，增加下肢血液流通。在休息时，尽量选择平躺或左侧卧，把脚垫高让血液更容易流回心脏，能够有效地缓解孕期脚肿。

9 视力下降了，还耳鸣

　　孕前视力很好的孕妈妈疑惑怎么最近看东西模糊了？原本有些近视的孕妈妈感觉近视程度加重了，有的孕妈妈还出现了耳鸣的症状。面对这些情况，很多孕妈妈惊慌失措，不知道该怎么办。其实大可不必，认清状况，对症下药即可。

怀孕了视力怎么会下降

　　突发的视力变差会让孕妈妈感到不安，其实，这是怀孕带来的身体变化，孕妈妈不用太过紧张。下面就来具体了解其中缘由！

▶　**孕期体内激素和血液循环变化。**孕期体内激素和血液循环的变化会导致孕妈妈身体出现相应的反应，视力下降就是这些反应的其中之一，孕妈们会出现一些能见范围变小、视觉模糊的特征。同时，随着孕妈们怀孕时间的增长，角膜增厚及水肿情况也会相应加重，导致孕妈妈视力模糊症状进一步发展。

▶　**泪液腺分泌减少。**孕中期，孕妈妈的芥末泪液腺分泌的减少会导致角膜含水量的降低。与此同时，孕妈们眼部的润滑角膜的脂质层的分泌也在减少。此时因为缺少脂质和水分的润滑保湿，孕妈们就容易出现眼睛干涩的问题，导致视力下降。

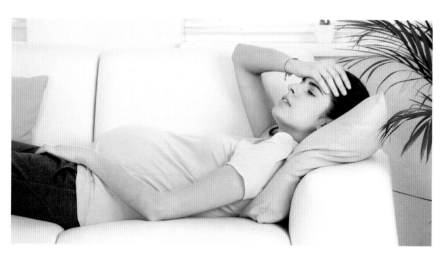

孕期视力下降对宝宝是否有影响

　　孕妈妈对宝宝爱之切，担心自己的视力下降会给宝宝带来不健康的影响。其实，在一般情况下，如果不是因视网膜裂孔和糖尿病引起的视力下降，孕期的视力下降并不会对宝宝产生太大的影响，所以孕妈们不必过于担忧，只要注意防止用眼过度，养成良好的眼部卫生和保健习惯即可。

● 不适症状巧应对

孕妈妈的身体状况时刻被考验着，不适的状况也时常发生，视力下降、耳鸣、记忆力减弱等侵扰着孕妈妈，来学习下如何应对吧！

先排除病理因素

保持一颗容忍不适症状出现的正常心是应对孕期不适的前提条件，但是，当孕妈妈出现突然的视力下降、耳鸣并且难以忍受时，应先考虑是不是疾病因素，及时排除病理因素，才能更好地应对。

孕期突发视力过度下降，或者眼部出现多种不适，难以忍受时，不要掉以轻心，此时的孕妈最好去医院咨询专业医生，做尿糖指标检查，确诊是否是由糖尿病所引的视力下降，千万不要自行使用滴眼液，以免药物对胎宝宝的健康产生不良影响。

同样的，孕期高血压和贫血也会给孕妈妈的身体带来诸如耳鸣等不适，当耳鸣情况加重时，孕妈应及时就医，排除是否是高血压或者贫血导致的耳鸣加重。及时明确原因，能有效减少对孕妈妈和胎儿造成的伤害。

注意眼部卫生

孕期视力下降的孕妈妈首先要注意的就是用眼卫生。简单来说，用眼卫生是指合理用眼，避免眼睛疲劳、酸痛或其他症状的发生，以免导致视力衰退。广义的用眼卫生还包括主动让眼睛放松、休息的一些事项。

要在适当的光线亮度下工作、学习，端正坐姿，缩短用眼时间，不要用手或者不干净的纸巾去揉眼睛，以免造成病菌感染引发眼部的病变等，以上都是需要孕妈们注意的用眼卫生。

避免长时间用眼

长时间用眼而造成用眼过度，是加重视力下降的诱因。孕妈妈首先要确保眼睛得到足够的休息，如果是职场孕妈妈，工作或上网一定注意用眼时间，最好每隔 50 分钟左右起身眺望远方两分钟，多看一下绿色植物来缓解眼睛疲劳。适当眨眼，闭目养神，都可以呵护眼睛免受视力下降的侵扰。

摄取维生素 A

维生素 A 是维持人体上皮组织正常代谢的主要营养素，不仅能维持眼角膜正常，并有增强在暗光中视物能力的作用。如果体内缺乏维生素 A，会导致视力减退，以致出现夜盲症或失眠。因此，孕妈妈要多食用富含维生素 A 的食物。

富含维生素 A 的食物主要有动物肝脏、蛋类、胡萝卜、大白菜、梨、苹果等。孕妈妈可以食用这些食物来保证维生素 A 的充分摄入。

按摩眼部，缓解眼疲劳，减少噪声刺激

轻柔舒适的眼部按摩也可以明显地缓解眼睛疲劳，时常做眼保健操就是不错的眼部按摩方法。孕妈妈还可以将双手五指并拢，搓揉掌心，将发热的手心迅速轻扣在眼皮上，并持续几分钟再拿开手，睁开眼睛，这时能明显感觉眼睛舒服了很多。

孕期体内激素升高或是血容量增加都会造成孕妈妈耳鸣状况的产生，不会影响宝宝健康，孕妈们不必太过紧张。不论是工作环境还是生活环境，长时间与噪声接触，都会导致孕妈们听力下降和耳鸣，所以孕妈们应尽量降低外界噪声的刺激，营造一个舒适安静的氛围，放松心情，保证睡眠，就能缓解耳鸣带来的不适。

克服不良习惯——掏耳朵

必要时掏耳朵可以清理耳道，但常掏耳朵，会使得外耳道皮肤角质层肿胀，阻塞毛囊，还容易刺激耵聍腺分泌，耳屎反而会更多。

孕妈妈不应在出现耳鸣症状时掏耳朵。耳鸣的时候掏耳朵是一种主观想缓解耳鸣的手段，但是俗话说"耳不掏不聋，眼不揉不花"，是有一定道理的，如果掏耳朵不当可能会损伤外耳道甚至鼓膜，而且耳道的分泌物有保护耳朵的作用，掏得太干净也没有好处。因此，孕妈妈应努力克服常掏耳朵的不良习惯。

不要长时间戴耳机

不可否认的是，孕妈妈听音乐可以放松身心、有助于胎教，但不要选择长时间佩戴耳机，尤其是已经出现耳鸣症状的孕妈们。人戴上耳机后，外耳道口被紧紧地塞住，全部音频尤其是强劲有力的高潮部分在耳中轰炸，久而久之就会对听力造成伤害。当外界声音嘈杂时，不自觉地调高音量，会使得听力受到更大程度的损失。所以提醒孕妈们听音乐时，尽量选择外放的形式，如果条件不允许，则可以选择轻柔的、低音量的音乐。听一段时间后让耳朵休息会儿，避免听力受损。

经常进行耳部按摩

经常给耳朵做按摩不仅能起到保健的功效，还能缓解孕妈妈耳鸣的症状。下面就分享一些简单易学的按摩手法，有时间的时候可以按一按。

▶ **按摩双耳根。**以食指和中指轻夹耳廓，上下运动按摩，以耳部感到发热为止。此法有健脑、聪耳之功，对头痛、头昏等疾病也有一定的疗效。

▶ **按摩耳窝。**外耳道开口边的凹陷处就是耳窝。这个部位有心、肺、气管等穴道，每次按压 15 ～ 20 下。经常按摩此处，对整个耳部的保健大有裨益。

▶ **提耳尖。**左手绕过头顶，用拇指和食指捏右耳朵的上部，然后再往上轻轻提拉，直至该处充血发热，每次 15 ～ 20 次；同样右手绕过头顶，用拇指和食指揉捏左耳的上部，接着往上提拉，直至该处充血发热，每次 15 ～ 20 次。

孕妈妈经验谈： **必要时去做耳鼻喉检查**

当孕妈妈的耳鸣症状加重时，就应该引起注意了，切莫因为粗心大意而耽误了病情。必要的时候要寻求医生的帮助，去做耳鼻喉检查，以便及时查找原因，控制疾病的发展，防止疾病对孕妈妈的身体危害。不过在查找病因的过程中，不要过分忧虑、烦闷，以免加重病情，反而不利于治疗。

40 记忆力明显下降

好像很多孕妈妈在有了宝贝之后都被一种叫"金鱼的记忆"的魔咒附体了，什么事情刚刚说完，一转头就忘！真的是"一孕傻三年"吗？怎么样来挽救"金鱼的记忆"？

怀孕后，很多事情转头就忘

首先，要明确说明的是，女性确实会出现孕期反应迟钝、记忆力减退的现象，这是不可否认的。只不过每个孕妈妈的表现不一样，有的可能更健忘，有的则不太明显。

研究发现，在孕早期和孕晚期，"孕傻"表现得更厉害些。孕妈妈刚刚说过的话、要做的事，转头就忘，这属于正常现象，大可不必太过紧张，或者因此就怀疑自己是不是真的会变傻。所以那些所谓的"一孕傻三年"是不可能出现的，只要孕妇从怀孕到产后妈妈休息一段时间，调整好身体即可。

其次，孕期记忆力下降是受孕期分泌的大量孕激素影响的，特别是怀孕的前3个月，身体来不及适应一下出现的这些孕激素，各个组织就会出现水肿，比如黏膜水肿、组织间隙水肿等，这些水肿会影响神经传导性能，从而使大脑反应没有以前那么快，人也就容易出现迟钝、记忆力减退等现象。

所以在充分了解为什么出现记忆力下降的前提下正视这个问题就好了，孕妈妈大可放宽心。

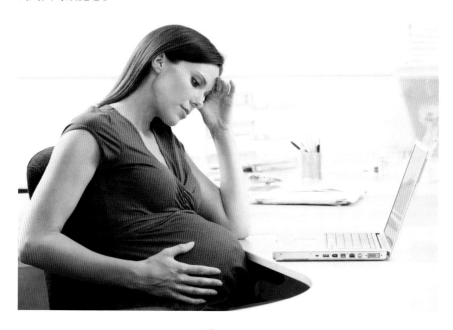

● 不适症状巧应对

怀孕后很多孕妈妈都会出现记忆力下降的问题，此时可以通过饮食增加营养，帮助增强记忆力。另外还可以做做运动，帮助大脑减压。

多吃健脑食物

很多孕妈妈发现自己记忆力下降时会变得很紧张，出现诸如害怕胎儿会受影响，担心自己会一直笨下去，是不是要吃很多核桃等困惑。这样的心情可以理解，但不管通过什么方式改善记忆力，都应该谨慎，且做到科学有理，尤其是通过饮食进行调养时。健脑食物有哪些？应该吃多少？下面就推荐几类健脑食物供孕妈妈选择。

▶ **蛋类。**蛋类作为孕妈妈重要的营养来源之一，对增强孕妈妈的记忆力有很大帮助。蛋类中主要有人体所需的 8 种氨基酸和丰富的卵磷脂以及钙、磷、铁等元素，孕妈妈多吃些蛋类比如鸡蛋、鹌鹑蛋也有利于腹中胎儿的发育。需要注意的是，鸡蛋不易消化，一次不宜吃太多。

▶ **鱼类。**怀孕期间多吃些鱼类，尤其是像带鱼、黄花鱼、秋刀鱼等深海鱼等，都有着不小的健脑功效，宝宝也会更聪明。鱼类食物中含有丰富的矿物质、DHA 等多种营养成分，其中 DHA 能促进大脑神经发育，也能为胎儿的大脑发育打下良好的基础。孕妈妈可以结合自身情况适量食用。

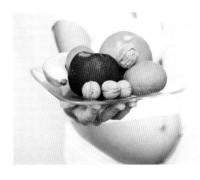

▶ **坚果类。**以核桃为代表的坚果类食物是孕妈妈健脑食物的优选。核桃中含有丰富的不饱和脂肪酸、蛋白质、钙、维生素、碳水化合物、铁等营养物质，中医学认为，核桃有益气养血、补脑益智等功效，怀孕期间孕妈妈可以把核桃、杏仁、松子等坚果类食物当做零食，适当吃一些。

以上这些都是不错的健脑食物，不过，孕妈妈在选择时，也要讲究适量。凡事都讲究过犹不及，哪怕是这些健康食物也不能吃太多。

铁是人体必需的一种物质，是用于制造血红素和促进B族维生素代谢的必需品，如果孕妈妈体内铁元素缺失就会造成贫血，不仅会让孕妈妈感到疲惫、头昏无力。更有研究表明，缺铁的孕妈妈在记忆力和观察力上的表现，明显要比其他人差，孕妈妈补充充足的铁元素就显得尤为必要。维生素C可以有效促进铁元素的吸收，同样是孕妈妈需要补充的。多吃一些富含铁、维生素C的食物是保证摄入量最简单也是最安全的选择，那么这些食物包含哪些呢？

适量补充铁、维生素 C

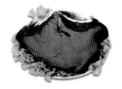
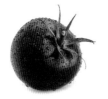

▶ **富含铁的食物：** 猪肉、猪血、猪肝、牛肉、菠菜、黑木耳、芝麻酱、芝麻等，都含有丰富的铁元素，孕妈妈可以自行选择，以保证体内铁的含量。

▶ **富含维生素 C 的食物：** 新鲜的水果比如猕猴桃、橙子、芹菜、西红柿、菠菜等，适合孕妈妈食用，增强记忆力的同时也让宝宝的脑部发育得到益处。

保证充足的睡眠

不管是孕早期还是孕晚期，是全身心在家待产还是上班族孕妈妈，除去白天的辛苦，保证休息时间和睡眠质量都是不可或缺的部分。虽然孕期不用刻意延长睡眠时间，但重点在于睡得好，这样第二天才能感觉一身轻松、活力无限；睡得不好，就会越睡越累、头昏眼花。只有良好的深度睡眠才可以让孕妈妈得到全身心的放松和调整，有益于大脑的休息，只有睡得好才有充沛的能量去面对新的一天。如此来说，几点入睡和睡几个小时来说更为重要，所以各位孕妈妈一定要保证自己充足的睡眠时间和睡眠质量，以十足的精神去应对每一天。

适度活动，增强记忆力

适度的活动可以改善孕妈妈的"金鱼记忆"，增强记忆力。适度的动脑游戏可以让人的大脑处于运动状态，有效减缓记忆力的衰退。例如，孕妈妈可以选择有趣的思维游戏，比如飞行棋，还可以选择魔方、数独这些益智游戏和准爸爸一起来玩。本着游戏精神边娱乐边放松，准爸爸也可以偷偷放点水让孕妈妈高兴。

当然，在没有身体不适的前提下，孕妈妈在准爸爸的协助下可以适当做一些体力活动，比如孕期瑜伽，身体的运动不仅能增加活力，还可以让大脑的神经更专注。

减压放松

孕产期的妈妈或多或少都会变得很敏感，时刻紧绷的状态会在无形中增加自己的压力。其实孕产期中的妈妈更应该减小压力，保持放松的状态，这样可以很大程度上缓解孕期不适。如果是处在职场的孕妈妈，目前的工作让人倍感压力，不妨试试跟领导沟通，减少一些工作量，或者在经济状况允许的前提下先休息一阵子。如果是全身心在家待产的孕妈妈，保持愉悦的心情，也不妨试试听上几首轻柔的古典音乐，舒缓压力的同时还是不错的胎教选择。

 孕妈妈经验谈： **巧用便签，避免工作失误**

所谓"好记性不如烂笔头"，为了避免因为记忆力下降而影响工作的现象发生，孕妈妈可以为自己准备一个便携式的小本子，把要做的事情记下来时时提醒自己。下次转头就忘的时候，拿出本子上面还清晰地记着哪些事情要做，就不用担心影响工作了。当然现在的智能手机上也有强大的记事功能和提醒设置，也可以很好地发挥作用。只要巧用这些方法，就能有效避免工作失误。

体重增长过快的困扰

孕期应不应该控制体重？增重快就说明宝贝发育良好吗？这些关于体重增长背后隐藏的秘密也关系着胎儿和母体的健康，下面我们就一起来说说孕期体重增长的那些事儿。

孕期体重增长标准

孕育新生命是一个渐进的过程，体重的变化也会呈现递进增长的趋势。孕期体重的增长一方面反映着孕妈妈和宝宝的营养水平，另一方面也可透视某些妊娠不适与疾病，如妊娠高血压、妊娠糖尿病、妊娠纹等。那怀孕期间体重到底增长多少合适呢？

孕早期体重大约增加 1 ~ 2 千克，孕中期增加约 6 千克，到孕晚期增重 4 ~ 8千克。合理范围内的体重增加是保证胎儿健康所必需的，但并不是增重越多越好，过度的增重会导致胎儿过大，不利于分娩，对胎儿和母体都有害。那么孕妈妈可以按照如下标准来控制体重。

孕妇首先需要知道自己的孕前体重，并据此计算 BMI（身体质量指数）值。BMI 值用于测量肥胖度，$BMI = 体重（kg）/【身高（m）】^2$。根据孕前 BMI，可以计算出孕期体重可增长的范围。

不同 BMI 指数体重管理		
妊娠前 BMI	18.5 以下	18.5 ~ 22.9	23 以上
类型	偏瘦型	标准型	偏胖型
孕期增加目标	12 ~ 15 千克	10 ~ 14 千克	7 ~ 10 千克
如何管理体重	在孕期体重很可能无法按照既定目标增长，所以要特别注意饮食的均衡，防止营养不良	只要注意不要让体重急剧增长，做一些适度的运动，体重管理应该没有什么问题	一定要严格控制体重，摒弃"一人吃两人补"的陈旧观念，防止妊娠并发症发生

孕妈妈可以根据自己的 BMI 数值，在医生的指导下制作一个孕期体重管理表格，随时监控自己的体重，争取将其控制在理想范围内。

孕期增长体重≠宝宝体重

很多孕妈妈一直认为孕期自身体重的变化来源于肚子中宝宝的长大，其实不然，孕妈妈体重的增加包含了很多方面，一起来看下体重增长一览表。

孕期身体各部分重量增长表	
孕期子宫的肌肉层迅速增长，会让孕妈妈增重	约 0.9 千克
孕妈妈的胎盘	约 0.6 千克
孕妈妈的乳房整个孕期会增加	约 0.4 千克
孕妈妈的血容量增加	约 1.2 千克
孕妈妈身体里的体液增重	约 2.6 千克
孕妈妈为哺乳做准备会储备一些脂肪	约 2.5 千克
出生时宝宝的体重	约 3.3 千克
整个孕期孕妈妈增加的重量	约 11.5 千克

孕期体重增长过快带来的危险

一般情况下，当宝宝在孕妈妈的肚子里住上 3 个月以后，就开始进入迅速生长阶段，随之是孕妈妈的体重不断增加，但是体重增长过快，伴随着许多潜在危险，各位孕妈妈尤其是初次怀孕的新手孕妈妈更应该警惕！

▶ **妊娠高血压综合征**。这是一种血管的病变，孕妈妈会出现高血压、水肿或是蛋白尿等临床病症，进而造成胎儿生长迟滞、胎盘早期剥落甚至胎死腹中等严重情况。

▶ **难产**。如果孕妈妈不加节制地进食就会促使胎儿发育过剩，胎儿长得过大会使孕妈妈面临产程不顺利、难产等可能性。

▶ **妊娠糖尿病**。怀孕过程中体重过快增长会导致孕妈妈血液中的血糖呈现钝化现象，引发妊娠糖尿病，导致巨婴症、胎死腹中、新生儿血糖过低等严重后果。

▶ **产后肥胖**。在正常生产过后，产妇的体重往往并不会立即恢复到产前的状态，依旧会留下 3 ~ 5 千克的重量在身上，如果孕期体重增长过快，势必会增加产后肥胖的风险。

● **不适症状巧应对**

　　孕期体重增长过快或过慢，都不利于孕妈妈自身的健康，对胎儿的发育也是不利的。因此，孕妈妈应掌握应对体重增长不合理的技巧。

定期测体重，掌握体重走向

　　除了每月的例行检查，在家定期测体重也是孕妈妈掌握自身体重变化的一个好办法。及时发现体重增长过快或过慢背后所隐藏的问题，并找出应对方法，才能保证体重的正常生长。

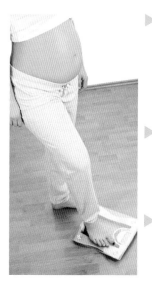

▶ **建立自己的孕期体重测量表。**建议孕妈妈从体重趋于稳定的 12 周开始，将每次的体重测量结果记录在表格内，细心的孕妈妈还可以做成曲线图，能更为直观地看到体重的变化。

▶ **尽量保证每次体重测量的条件一致。**每次体重测量都应该尽量保证测量条件的一致性，比如脱掉鞋子、排空小便、穿同一件衣服等，这样测量的结果才更准确。

▶ **相同时间称重，掌握体重走向。**建议孕妈妈每天早晚各称一次体重，并记录数据，以掌握自己的体重走向。

均衡饮食，少吃精制食物

　　所谓"一人吃，两人补"，孕妈妈的营养均衡尤为重要。孕妈妈的膳食宜粗细搭配，不要吃得太精，否则会造成营养元素摄入不足、不均衡，从而影响胎儿和母体的健康。经常吃些粗粮可以降低早产、流产的发生率。但要注意粗粮不能和奶制品、补充铁或钙的食物、药物一起吃，最好间隔 40 分钟左右，以免影响营养的吸收。

体重增长过快，适度控制食量

体重增长过快的孕妈妈，为了宝宝和自己的健康要采取一些办法控制体重了。比如饭前先喝汤，多吃有饱腹感的食物，适当控制每餐的进食量等，只有实现合理范围内的增重才能保障胎宝宝的健康发育。

改变烹饪方式，减少脂肪摄入

孕妈妈的营养来源于日常饮食，为了给宝贝提供更健康、全面的营养，适当改变烹饪方式是有必要的。蒸、煮同样可以保证营养元素的摄入，是更科学的烹饪方式选择。如果炒菜，可以选择少油或者选择类似蛋黄酱、调味汁等低热量的调味品代替。

选择健康零食

孕妈妈可选新鲜的水果、坚果、酸奶作为零食，但要注意避开性寒、热性的水果，这样既能缓解饥饿感，又可增加维生素和膳食纤维的摄入。同时，要尽量少吃或不吃高热量、高脂肪的不健康零食。

适度运动，有效控制体重

孕期的运动要遵循在身体没有任何不适的前提下量力而行的原则。在情况稳定的孕中期可以饭后散步半小时到一小时，或在专业教练的指导下练习孕期瑜伽，不仅能有效控制体重，还可以给孕妈妈满满的幸福感，让感情升温哦。

孕妈妈经验谈： 孕期体重增长缓慢也要注意

孕期体重增长缓慢的孕妈妈应注意，刻意控制食量、营养摄入不足导致孕期体重增长缓慢，不仅会让孕妈妈贫血还会影响胎儿发育缓慢甚至停顿。这样出生的胎儿抵抗力弱，患病的概率也会增加。孕妈妈为了美而牺牲宝贝的健康，是非常不明智的选择，均衡营养合理膳食才是明智之举。

三、科学保健，安心度过孕中期

度过了三分之一的孕程，孕妈妈和胎宝宝也正式进入了安胎期。这段时间，你需要做的就是静心养胎，快乐运动，合理饮食，健康生活，尽情享受孕育的快乐。

 健康饮食——养胎不养肉

孕中期容易忽视的营养素

铁

孕中期，胎宝宝和胎盘快速增长，母体内血容量扩张，对铁的需求量大大增加，可常吃动物肝脏、动物血、瘦肉等补充铁。

钙

孕中期补钙不仅能缓解孕妈妈抽筋、牙齿松动、腰背疼等不适，对宝宝骨骼和牙齿的发育也有帮助。孕中期每日需摄取 1000 毫克钙。

维生素 D

维生素 D 可促进钙、磷的吸收和在骨骼中的沉积，可多吃海鱼、动物肝、蛋黄等富含维生素 D 的食物。多晒太阳也有助于人体自身合成维生素 D。

B 族维生素

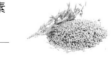

B 族维生素有助于缓解孕妈妈的情绪，促进胎宝宝神经系统、大脑、骨骼和各脏器的发育。鸡蛋、牛奶、深绿色蔬菜、谷类等食物中都富含有 B 族维生素。

膳食纤维

膳食纤维可以帮助维持孕妈妈消化系统的健康，为宝宝提供充足的营养来源，还可预防孕期便秘、糖尿病等的发生。

营养补充要合理

孕中期正是胎宝宝身体发育的关键时期，对营养物质的需求大大增加，孕妈妈的食欲也较好，因此，宜在均衡、全面饮食的基础上，适当增加鱼类、蛋类、瘦肉类、奶类等的摄入，以补充足量的蛋白质、钙、铁、脂肪等营养成分。在补充营养的同时，一定要注意营养不能过剩，再好吃、再有营养的食物都不要一次吃得过多或一连几天大量食用同一种食物。

孕妈妈要经常测量体重，发现体重增长过快时，要减少高脂肪、高糖食物的摄入；若体重过低或营养跟不上，需在医生的指导下适当补充孕妇奶粉或营养制剂。

增加主食的摄入，保证热量供给

孕中期，妈妈的肚子不断增大，胎儿的迅速生长以及母体组织都需要大量的热量，应保证充足的主食摄入量。主食除了米饭、面条之外，最好再搭配一定的粗粮一起食用，如小米、玉米等。这样既能保证热量的供给，又能预防孕期便秘，还可以帮助孕妈妈达到控制体重的目的。

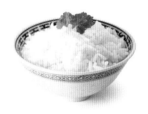

适量食用坚果

在此阶段，由于胎儿的大脑正在形成，需要补充足量的脂肪，以促进大脑的发育。坚果中含有的不饱和脂肪酸，有助于孕妈妈的身体健康和胎宝宝的发育。但坚果中油脂含量较多，而孕期消化功能相对减弱，过量食用很容易引起消化不良。所以，孕妈妈每天食用坚果一定要适量，最好不要超过50克。

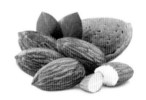

孕妈妈不宜多吃鱼肝油

鱼肝油是从深海鱼的肝脏中提取的油脂，主要含有维生素A和维生素D，孕妈妈适量食用可以起到补充营养的作用。但需注意，鱼肝油切不可过量服用。鱼肝油中含有的维生素A和维生素D均为脂溶性维生素，摄入过量会在人体内储存起来，会对人体产生毒副作用，引起皮肤干燥、皮炎、恶心呕吐、血钙过高、肾功能减退等中毒现象。所以，孕妇服用鱼肝油一定得谨慎，建议咨询医生后再服用。

孕妈妈不宜过量饮食

孕期一个总的饮食原则就是：吃好比吃饱更重要。虽然此阶段孕妈妈的胃口好转，但依然不宜过量饮食。吃得过多，会使孕妈妈体内脂肪蓄积过多，导致组织弹性减弱，造成分娩困难。过于肥胖，还会增加孕妈妈发生妊娠高血压、妊娠糖尿病的风险。孕妈妈应合理安排饮食，每餐最好吃七八分饱，并坚持少吃多餐。

孕妈妈饮食要少盐、少糖

孕妈妈在妊娠期间应做到清淡饮食，少盐、少糖、少调料。盐分是造成孕中期水肿和妊娠高血压的凶手之一，糖分则会增加患妊娠糖尿病的风险。但也不是完全不吃盐、不吃糖。适当食盐可以增加孕妈妈的体力和食欲。适量食糖可以补充热量，还能适度缓解孕妈妈的焦虑情绪。

孕妈妈加餐的注意事项

孕中期，胎宝宝通过胎盘吸收的营养是怀孕初期的好几倍，孕妈妈比之前更容易感到饿，除了正餐要吃好之外，加餐的质量也应给予重视，以保证体力和营养。

孕妈妈可根据三餐正餐的时间制定加餐时间，一般在两餐之间加餐或在正餐之后的 2.5 小时左右加餐。加餐的食物最好不要是正餐所吃的食物，可以用健康的小零食来替代，比如水果、坚果、全麦面包、饼干、牛奶、酸奶等。建议加餐时间及内容如下：

> ▶ **早上 10 点左右（水果最好在这顿加餐吃）**

> ▶ **下午 3 ~ 4 点（可以吃些小点心，缓解饥饿）**

> ▶ **晚上 9 ~ 10 点（喝点牛奶，睡个安稳觉）**

需要注意的是，加餐并不意味着可以敞开肚皮去吃，适当加餐可以补充营养，如果补充过量的话，反而会导致身体热量摄入过多，引起孕期肥胖。水果也不能无限制地吃，孕妈妈需要知道，水果和果汁中含有丰富的糖类，过量食用容易导致孕妈妈糖类摄入过多，引起肥胖。

2 规律生活——安心养好胎

妊娠中期，孕妈妈的身体内部和外部都将发生巨大的变化，孕妈妈的生活起居也应适当调整，以适应这些变化，安度孕期。

体型变化，选择合适的衣物

随着孕妈妈肚子的增大、体重增加，身体越来越笨重，选择合适的衣物非常重要。内衣应选择孕妇专用文胸，并根据乳房变化适时更换文胸的尺码；内裤应选择纯棉材质、透气性好的；孕妇装应尽量选择宽松舒适、便于穿脱的款式，色彩要柔和。由于孕中期脚部的负担也加重，孕妈妈应选择一双合脚的平底鞋，面料应柔软、透气，款式宜宽松，鞋跟在2厘米左右。

注意日常姿势，减轻身体疼痛

孕妈妈应避免久站、久坐，长时间保持一个姿势，这样容易造成血液循环不通畅，影响身体供氧，还易造成静脉曲张。日常姿势应正确，这样可以有效舒展身体，缓解疲劳和疼痛。坐时，应尽量选择有靠背的椅子，以减轻背部脊柱的压力，腰部可加一个靠垫，双脚平放或适当垫高。站时，应两脚稍分开，重心放在足心附近，并注意时常调换两脚的前后位置，这样不容易疲劳。行走时，应抬头，伸直脖子，挺直后背，绷紧臀部，一步一步踩实了再走，以防摔倒。上下楼梯时，应伸直背部，扶好扶手，一步一步稳步上下。

利用上下班途中活动放松

对于职场孕妈妈来说，如果公司离家近，上下班时可以适当步行上班。如果需要等车，则可以利用等车的空隙轻微活动劳累的脖颈，转一下腰身或做一下手臂的伸展运动。动作要轻微，转动头颈可以采用左右、前后转动的动作；转动腰身时活动10～15下即可，不宜过于剧烈，以免打扰到肚子里的胎儿。在公交车和地铁上，孕妈妈坐着时，可以轻微活动头和脖子，还可以活动一下手关节和脚关节，让身体得到舒展和休息，也可以闭目养神一会儿，或看向远处，尽量让眼睛得到休息。

充足睡眠，养足精神

孕妈妈在孕期一定要保证充足的睡眠，这样能使身体得到充分的休息，体力增加，疲劳感消除，还能避免不良情绪的发生。孕妈妈应保证8～9小时的夜间睡眠时间，白天也应适当午睡，但时间不宜过长，控制在1小时左右即可。

正确洗澡，远离孕期异味

怀孕后，内分泌会发生很大变化，雌激素和孕激素水平升高，加上孕妈妈本身体温偏高，比较容易出汗，身体就容易出现异味，尤其在炎热的夏季更为严重。这时，孕妈妈一定要注意身体的清洁卫生，勤洗澡、勤换衣服。止汗露、香水之类的物品应避免使用，以免给胎儿发育造成不良影响。

职场孕妈妈巧妙应对工作应酬

职场孕妈妈若对应酬避无可避，应牢记一个总原则：远离烟酒，远离噪声环境。在应酬时，若聚餐应尽量利用机会多选择适合孕期食用的菜品，少吃火锅、辛辣刺激性食物；随身带水，若碰上别人敬酒，应以水代酒。KTV等过于嘈杂的环境，孕妈妈应尽量远离，当遇到烟酒逼迫的情形，应告知对方自己怀孕的事实，勇敢地拒绝这种伤害。

孕妈妈出行的安全守则

孕妈妈出行应将自身安全放在第一，时刻警惕周围环境，避免碰撞到腹部。需要乘坐公交车或地铁时，可避免上下班高峰时段。如果是职场孕妈妈，必须按时上下班，早晨可以提前20分钟出门，下班时可以往后拖延20分钟再回家。上车后应尽量选择通风良好的座位，避开坐在车头或车尾。如果没有座位，一定要注意抓牢扶手，避免紧急刹车时摔倒。上下车时不要和别人抢行，等车停稳后再下车。为了避免各种意外，孕妈妈最好不要自己驾车。如果自己驾车，应注意系好安全带，车速不要过快，避免长时间驾车以及紧急刹车、转弯等。

3 随"孕"而动——赶走不适症

孕中期是孕期运动的理想时间。适当进行运动锻炼，除了可以减轻腰背酸麻、水肿、腿抽筋等身体不适之外，还可以加快身体的新陈代谢，有助于孕妈妈控制体重，防止体重飙升。

游泳，缓解全身疲劳

孕中期游泳是一个很好的锻炼项目，身体漂浮在水中，水的浮力可以支撑日益增大的子宫，孕妈妈腰肌和背肌负担得以减轻，全身都能得到较好的舒展，孕妈妈会感到非常舒适。经常游泳还能增加肺活量，有利于锻炼心肺功能，使孕妈妈更能支撑分娩和阵痛的体力消耗，缩短产程。

孕妈妈宜选择卫生条件好的游泳馆，水温要求在30摄氏度左右。游泳姿势最好是仰泳或水中漂浮，避免剧烈运动。游泳后应及时冲洗身体，并迅速擦干，注意保暖，还要及时补充水分。

侧腹伸展，舒缓肋骨酸疼

随着子宫越来越大，不仅会压迫到内脏，腹部两侧的肋骨处也会被撑开，经常出现酸疼的现象。孕妈妈平时可多伸展肋骨周围的肌肉，缓和疼痛感。具体操作方法：双膝打开，坐在地毯上，双手放在头部后方，伸展背肌。维持这个姿势，将身体向左倾斜。感受到侧腹部的伸展后，慢慢将身体回到原来的位置。另一边也重复一样的伸展步骤。若感觉坐姿难以伸展，站着做也可以。

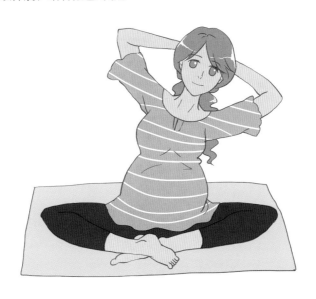

猫式瑜伽，放松身心

　　在孕中期，随着腹部负担的加重，腹部前倾，身体重心也变得不稳，容易出现腰痛、腰酸的现象。经常练习猫式瑜伽，可以柔软脊椎和背部肌肉，缓解腰背部紧张和疼痛，改善骨盆前倾的问题。

步骤 1

　　双手、双膝分开与肩同宽，贴紧地面。双手置于肩膀下方，放松撑地。脚背放平，脚踝前侧展开。

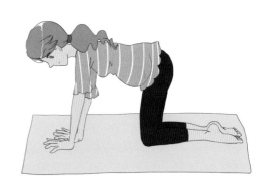

步骤 2

　　一边吸气以便将背部向上推起，想象自己给宝宝一个很深的拥抱，双手和小腿同时向下推地，伸展背部。

步骤 3

　　一边呼气一边将腰往下压，胸椎向前推送，头颈随之微微抬起。慢慢地吐气，回到原来的位置。随着呼吸节奏做 5 ~ 8 次。

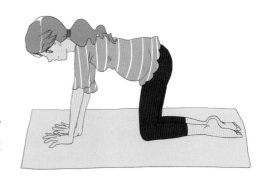

伸展指尖，改善手部水肿

经常活动手指和手臂，可有效改善孕中期手部水肿、酸麻现象。具体操作方法：取坐姿或站姿，伸展背肌，双手轻轻握拳。双手打开的同时，手臂顺势往前伸展。重复动作 10 ~ 20 次。

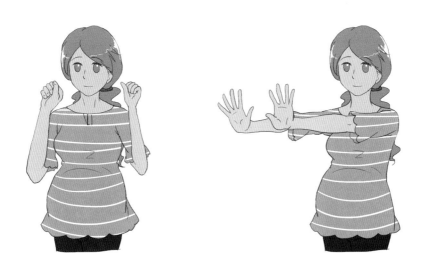

伸展双脚，改善腿抽筋

体重急速的增加，对于支撑身体的脚部来说是一种极大的负担。经常伸展脚部，可以促进下半身血液循环，放松腿部肌肉，改善腿抽筋症状。具体操作方法：坐在地毯或床上，伸直膝盖和双腿。双手放在臀部后方，脚趾向身体方向靠近。充分伸展后，再将脚趾向反方向伸展。

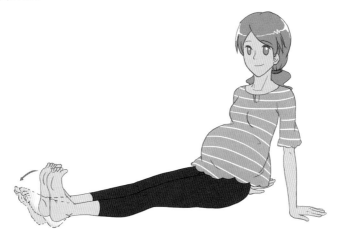

职场孕妈妈在座位上也能做的简单运动

　　对于还在上班的孕妈妈来说，也应趁着工作间隙多活动手脚，或适当走动，避免长时间久坐或久站。这里推荐几款简单的伸展运动，在椅子上就能完成，孕妈妈休息时间可以常做。

肩膀画圈

　　坐在椅子上，保持腰背挺直。举起手臂，将手向下放在肩膀上。用手肘由前往后画圈，做 10 ~ 20 次。再由后往前画圈，做 10 ~ 20 次。肩膀画圈可以有效改善肩部和背部僵硬，还能缓解因肩颈僵硬而导致的头痛。

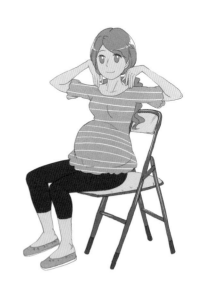

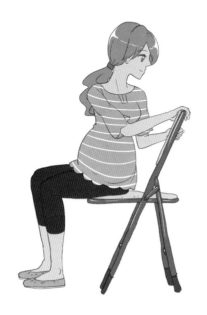

转动腰背

　　坐在椅子上（注意不要坐满），挺直腰背。一边慢慢吐气，一边扭转上半身，双手随着转身动作扶住椅背，保持姿势 1 ~ 2 秒。慢慢吸气，将身体转回原位。另一侧也是同样的步骤，交替重复动作 10 ~ 20 次。此动作简单易行，可以缓解腰背部的僵硬和紧张，还有助于放松情绪。

伸展手臂

左腿屈膝横跨在椅子上，左脚踩实地面，脚尖向外；右腿伸直，脚趾微微内扣。找到双腿的着力点，尽量向上伸展背部，延展胸腔。稳住身体，仔细体会双脚与双腿的力量，当能量蓄满时，打开手臂侧平举。为避免肩膀紧张，可将手心向上翻转，双肩自然放松。根据身体的接受度，每侧可练习 5 ～ 8 组呼吸。此动作可以强健骨盆区域，加强腿部力量，缓解腰背疼痛，改善呼吸。

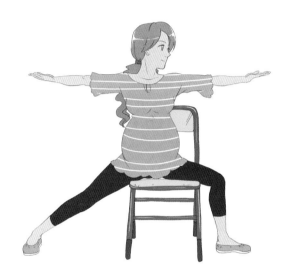

注意 力量偏弱的孕妈妈可以在左脚下方踩一块瑜伽砖，或垫几本书，用来减少腰侧的伸展。

俯身抬腿

双手扶住椅座，双脚略分开与骨盆同宽，腰背保持与地面平行。稳住双脚，将重心放在左腿上。呼吸的同时慢慢向后向上抬起右腿，尽量保持骨盆的稳定，腰部不要向下塌陷。保持 3 ～ 5 组呼吸后放下右腿，换另一侧重复动作。此动作可以有效强健脊椎，缓解背痛，强健尾骨周围的肌肉，缓解周身疲劳。

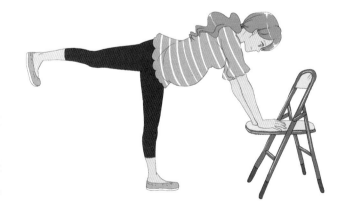

4 心理调节——身心放轻松

孕中期胎宝宝发育带来的体态变化、身体器官负担的加重都让孕妈妈的心情变化成了一张晴雨表，瞬间可变，让人捉摸不定。那么，孕妈妈如何在孕期进行心理调节，保证身心放松、心情愉悦呢？

正确看待新生命的到来，不要害怕或拒绝

怀孕中期可以说是整个孕期较为稳定且安全舒适的时期，孕妈妈不妨安排一次孕期旅行，更换一下生活环境，体验不一样的孕期生活，不仅可以起到舒缓压力、放松心情的作用，还能给自己的大肚生活拍照留念，何乐而不为呢？

不过，孕妇毕竟是特殊群体，外出旅行有很多需要注意的地方。孕妈妈出行前应制定好旅行计划，尽量选择短途旅行，不要让自己和胎儿太劳累；同时，避免去人多杂乱、过于偏远的地方。孕妈妈最好不要一个人独自出行，应有准爸爸或朋友的陪同。旅行过程中应时刻注意自身安全，注意避开太过刺激的游乐项目，感觉不舒服时及时联系当地医院做检查。

上孕妇学校，用孕产知识为自己减压

孕妇学校作为孕妈妈聚集交流的地方，不仅能让孕妈们找到聊得来的"盟友"交流孕期心得，得到心理共鸣。还可以学到科学全面的孕产知识，解答孕期的各种疑惑，正视孕期出现的各种问题，用科学的孕产知识给自己减压。

职场妈妈要学会化解工作压力

职场孕妈妈的孕期焦虑不可避免地有来自工作上的压力，掌握必要的化解方式才能平衡好自身和工作。孕妈妈可以通过与领导沟通，减少工作内容，保证每天的工作时长不超过 8 小时，尽量不要上夜班。在工作中感到疲劳时，要适当休息，长时间坐姿的孕妈妈可以稍作活动，扭扭腰、伸伸腿，缓解工作压力，解除疲劳。

自我暗示，快乐"想"出来

孕妈妈总是莫名其妙地心情烦躁、易怒，事后想想不应该，但又总是控制不住自己，或者意识到自己太过敏感，紧张的神经总是不自觉地联想很多不美好的事情。这时就要学会进行积极的心理暗示，告诉自己这是正常情绪波动，同时多回想一些和准爸爸的甜蜜画面或者闭上眼睛想象一下宝宝的样子，以后快乐的三口之家生活等画面，都能起到转移不良情绪、缓解孕期压力的作用。

做做胎教，宝宝健康妈妈快乐

肚中的宝宝与孕妈妈相连，妈妈的一举一动都牵连着胎宝宝，情绪波动也会影响宝宝的发育。做做胎教不仅有助于宝宝发育，也会让妈妈更快乐。

听听轻柔、温和的音乐能使人心情愉悦，孕妈妈心情好，肚子里的宝宝也能感受到快乐。多抚摸、给宝宝讲故事，让他心情宁静，加强亲子联系。不过要注意，宝宝也是有睡眠和清醒时间的，而且醒来的时间一般比较短，做胎教时应与胎儿的作息时间对应，这样才能起到良好的胎教效果。

多做腹式呼吸，有助放松心态

深长的腹式呼吸能让孕妈妈的繁杂情绪变安静，减轻不必要的心理压力。如何进行腹式呼吸呢？具体做法：首先选择合适自己的舒适坐姿，将双手放在肚脐两侧，感觉像是抱着宝宝；意识到自己开始放松舌头、下巴的肌肉，并缓慢地以鼻子吸气．在放松但不刻意绷紧腹部的情况下进行。随着吸气，腹部慢慢凸出；将吸饱的空气，缓慢地通过鼻子呼出，尽量收缩腹部的动作．把废气从肺部全部呼出，这样就完成了一次腹式呼吸。

这时需要提醒刚接触腹式呼吸法的孕妈妈，练习初期可以先慢慢感受呼吸的律动，千万不要心急，以免适得其反。

四、专家支招，孕中期特别提醒

当你逐渐能清晰地感受到腹中胎儿的一些"小动作"时，作为孕妈妈你仍然不能松懈，定期产检、控制体重、给宝宝做胎教……都要坚持下去。

1 定期安排产检

经过提心吊胆、恶心呕吐的前 3 个月之后，准妈咪们终于迎来了美好的孕中期时光，不少孕妈妈认为接下来的 3 个月是安全的。但是，相对平稳并不代表绝对的安全，此阶段孕妈妈还是要定期产检，以了解自身和胎儿的健康状况。一般来说，孕妈妈可每隔 4 周去医院做一次产检，每次产检需要检测的项目可参考下表。

孕中期产检时间及项目安排

产检周数	常规检查及保健	备查项目
14 ~ 19^{+6} 周	分析首次产前检查的结果； 血压、体重、宫底高度、腹围、胎心率； 唐氏筛查（妊娠中期非整倍体母体血清学筛查）	羊膜腔穿刺检查胎儿染色体
20 ~ 23^{+6} 周	血压、体重、宫底高度、腹围、胎心率； B 超大排畸（胎儿系统 B 型超声筛查）； 血常规、尿常规	宫颈评估（B 型超声测量宫颈长度，早产高危者）
24 ~ 27^{+6} 周	血压、体重、宫底高度、腹围、胎心率； 妊娠糖尿病筛查（75 克 OGTT）； 血常规、尿常规	抗 D 滴度复查（Rh 阴性者）； 宫颈阴道分泌物 fFN 检测（早产高危者）

2 学会数胎动

胎动指的是胎儿在子宫腔里的活动冲击到子宫壁的动作。一般来说，胎儿在孕19周各器官发育基本成型，并逐渐成熟，孕妈妈在怀孕满16周后，从第20周开始母体可明显感到胎儿的活动。

胎动是胎儿健康状况的晴雨表，胎动次数的多少和快慢强弱等预示着胎儿的安危。孕妈妈除了可以通过医院检查了解宝宝胎动之外，还可以自己在家数胎动。

胎儿的动法是不定的，且每个孕妈妈的身体情况不同，对胎动的感知也会不同。妊娠中期以后的胎动类型更多，如惊跳、全身运动、孤立的上肢或下肢运动、屈伸头部、转头、转身、伸展、张口、打哈欠、吸吮、吞咽等。有时候可能只动一下，有时候连续动很长时间。

孕妈妈可以在每天早、中、晚固定时间各数1小时，每小时大于3次，说明胎儿情况良好，也可将早、中、晚三次胎动次数的和乘以4，即为12小时的胎动次数。如果12小时胎动达30次以上，说明胎儿情况良好，少于20次，说明胎儿异常，如果胎动少于10次，则提示胎儿宫内缺氧。

孕妈妈在数胎动时要注意：应取卧位或坐位，左侧卧位时胎动最多；孕妈妈在计数时要全神贯注于胎动，环境要安静，思想要集中，心情要平静，这样胎动次数才准确；如果是连续的胎动只能算作一次胎动，如果是不连续的，动一次就算一次；每天要在相同的时间内数，不要想起来就数，以便于准确了解胎动情况。

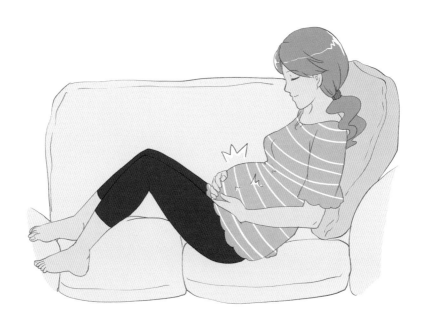

3 孕中期性生活有讲究

孕中期，胎盘已形成，妊娠较稳定，阴道分泌物增多，可适度地过性生活，但孕中期子宫长大、羊水增多、子宫张力增加、腹部隆起，如果性交频繁、动作粗暴，可能会引起子宫收缩，胎膜早破，羊水流出，宫内感染。因此，孕中期过性生活，要注意卫生、把握好力度。

▶ **注意卫生。**女性怀孕以后，阴道的分泌物增多，抗感染能力下降，保持局部的清洁，尤其是性生活前后，特别重要。做爱前后双方都要清洗下身和双手，准爸爸最好戴避孕套，以免引发细菌感染。

▶ **次数不宜多，用力不宜大。**孕中期性生活的频率控制在一周一次即可。做爱时准爸爸不要插得太深，高潮时要慢慢地抽动，进行中不要频繁变换体位。

▶ **选择不压迫腹部的体位。**孕中期性交比较适合的体位：女方在上、侧卧位、后侧位、男上女下的姿势。如果准爸爸在上，要用胳膊支撑身体，不要压迫孕妈妈的腹部。

▶ **考虑孕妈妈的感受。**有些孕妈妈在孕期表现性冷淡，不想要有性生活，那么准爸爸不能强求；有些孕妈妈也有可能会发生胀痛等感觉，这时准爸爸应该停止性生活。

▶ **是否能过性生活因人而异。**如果孕妈妈有子宫颈闭合不全、习惯性流产症状、阴道炎或较严重内科疾病，或有早产、早期破水等症状或历史的，都不适宜进行性生活。

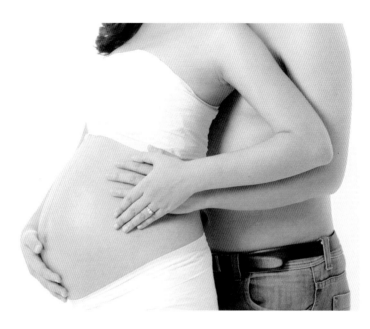

4 利用多种形式给宝宝做胎教

胎教不同于宝宝出生后的教育，它是通过各种适当、合理的信息刺激，促进胎儿各种感觉功能的充分发育，为其出生后的身心和人格智力的发展打好基础。在孕中期，孕妈妈可以给宝宝做音乐、美育、抚触和语言胎教。

▶ **音乐胎教（从怀孕第16周开始）**。孕妈妈应选择舒缓轻柔、旋律明朗、温和自然、节奏和妈妈的心跳相近的乐曲，如大自然的河川、溪流声、虫鸣鸟叫声等。

▶ **美育胎教（从怀孕第20周开始）**。孕妈妈可以经常去展览馆、美术馆等欣赏艺术作品，并在参观时给宝宝介绍2～3件艺术作品。

▶ **抚摸胎教（从怀孕第20周开始）**。孕妈妈或者准爸爸可以用手在孕妈妈的腹部轻轻抚摸胎儿，或者用手指对胎体轻轻按压几下，胎儿会作出反应。

▶ **语言胎教（从怀孕第24周开始）**。孕妈妈和准爸爸每天都可以跟肚子里的宝宝说说话，例如早上起床打打招呼，晚上睡前说一句"晚安"，不时地把自己看到的东西分享给宝宝等。

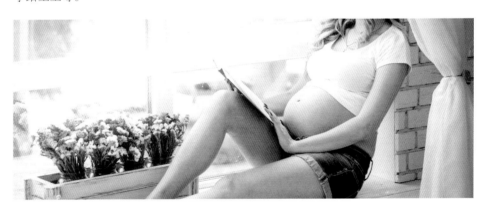

5 职场孕妈妈再忙也不要忘了和宝宝交流

职场中的孕妈妈可能因为工作繁忙而忽视了与宝宝交流，如果孕妈妈能经常抚摸自己的腹部，与胎儿轻声细语地交流，可大大降低宝宝日后患"儿童孤独症"的概率。因此，孕妈妈即使工作再忙，也要抽空与腹中的宝宝进行交流。

孕20周之后胎儿已经能够对孕妈妈的声音有所认知，孕妈妈在工作时可抓住一些空闲的时间与胎儿交流。例如，孕妈妈准备开始工作时，可先用一只手抚摸腹部，并告诉宝宝"妈妈要开始工作喽，等一会再陪你"；准备起身去茶水间喝水时，可一边走一边说"宝宝，妈妈现在要去喝点水，可以陪你说说话"。即使这样简单的交流，胎儿也能感觉到，偶尔的胎动就是宝宝对你的回应哦。

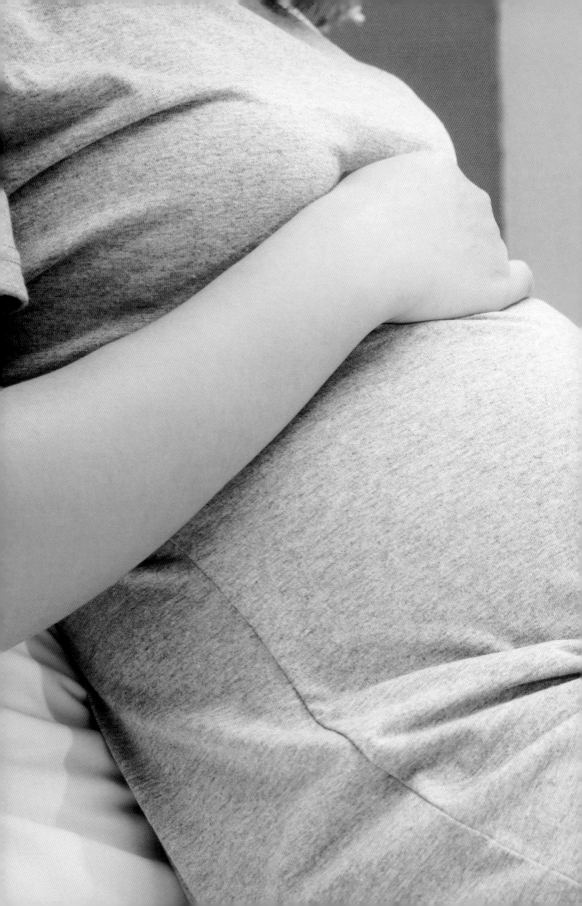

Part 3

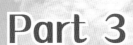

孕晚期，
即将"卸货"
告别不适

终于，怀孕历程已经过了一大半，此时越来越大的腹部可能会让孕妈妈行动更加不便，甚至会出现胸闷气短、尿失禁、失眠、胃灼烧等不适，对即将到来的分娩的担忧也让你更加疲倦不堪，再坚持一下，等到"卸货"之时，一切都会得到回报！

一、即将临盆，来到妊娠冲刺期

孕晚期，可以说迈入了妊娠冲刺期，即将分娩，迎接小宝宝的出生，兴奋之余，别忘了检查自己的身体变化，及时纠正不良的生活习惯哦。

1 孕 8 月，大腹便便的日子

孕 8 月是孕晚期的开始，大腹便便的孕妈妈或许会感觉重心不稳，行动不便，不过，这也意味着孕妈妈和宝宝的距离更近了一步。

孕 8 月孕妇指标	
体型	体重不断增长，身体变得臃肿，几乎每个部位都胖了起来
子宫	到本月末，宫高基本可达剑突下 5 指，有时会感到轻微的子宫收缩
乳房	高高隆起，乳晕在激素的作用下变得越来越深
骨骼	受激素的影响，关节、韧带松弛，引起关节炎、关节疼痛等
妊娠反应	身体越发沉重，不愿活动，胃口变差，妊娠纹也明显增多了
情绪	容易低落，变得焦虑不安、敏感脆弱、容易发怒等

孕 8 月胎儿指标			
胎重	1500 ~ 1700 克	胎长	约 44 厘米
五官	听觉神经系统发育完成，头发长长了，皮肤触觉也已经发育完全		
四肢	四肢不断长大，基本成形，不过还没有和头部形成比例		
生殖器官	男宝宝的睾丸正在向阴囊下降，女宝宝的阴蒂已经突出		
胎动	胎动次数明显减少，动作幅度也没有以前那么大了		

12 孕9月，静候分娩的到来

孕9月，宝宝已经开始入盆了，孕妈妈腰部和骨盆的压力相对会增大，此时，要为分娩做好身体和心理上的准备了。

孕9月孕妇指标	
体型	肚子越来越大，体型越来越臃肿
子宫	子宫底的高度可达28～30厘米，差不多升到心口窝处
体重	体重依旧在持续增加，不过孕妈妈自身要试着控制体重增长的速度，不能过度肥胖，以免影响分娩
妊娠反应	胃口会变差，有些食欲不振，吃一点就会觉得饱了，这是因为膨胀的子宫压迫了胃部；孕妇还会出现很多无效宫缩，随着妊娠的发展，频率会越来越高；水肿也是这一时期可能会出现的不适，主要表现在手、脚、腿上，甚至胳膊和脸上都有
情绪	会因为担心宝宝而出现恐惧和紧张的情绪，患得患失、烦躁不安，此时家人要多开导孕妈妈

孕9月胎儿指标			
胎重	2000～2800克	胎长	46～50厘米
五官	胎儿的听觉系统已经充分发育完全，对外界的声音能做出积极的回应，表现出自己的喜好		
四肢	手指和脚趾的指甲已经长长，并呈现隆起的状态		
器官	胎儿的皮下脂肪已经发育得比较丰富，皮肤呈现淡红色，看上去没那么皱了，毳毛相对减少		
胎动	胎动会相应减少，大约每12小时有30次左右为正常，如果胎动次数比这个还少，就要及时去医院进行检查		
胎位	从第34周开始，胎儿的胎位基本固定，头部朝下，并进入了孕妈妈的骨盆		

3 孕 10 月，终于等到小天使

孕 10 月是孕晚期的最后一个月，此时胎宝宝的器官、神经、肌肉等都已经完成发育，随时准备"搬家"啦！

孕 10 月孕妇指标	
体型	肚子隆起的幅度达到最大值，下腹部已经开始有坠胀之感，体型庞大，行动迟滞
体重	本月孕妈妈将达到体重增加的最高峰
乳房	乳房内溢出的乳汁增多，开始为产后哺乳做准备
排尿	容易出现尿频、尿急，并产生排尿不干净的感觉
阴道分泌物	阴道分泌物持续增多，一般情况下是白色的，一旦出现茶色或红色分泌物，就意味着要分娩了
妊娠反应	会出现不规则的阵痛、水肿、胀气和便秘等，另外，下降的子宫压迫膀胱，还会导致尿频
情绪	可能会出现怨恨丈夫或厌恶宝宝的不良情绪，也会担心分娩时的疼痛

孕 10 月胎儿指标			
胎重	3000 ~ 3500 克	胎长	约 52 厘米
五官	头发不再仅仅是后脑上稀少的几缕，已经长到 3 ~ 4 厘米长，变得浓密，头部完全入盆		
四肢	手脚和身体的肌肉已经基本发育完善，骨骼也变硬了，随时准备出生		
器官	身体各部位器官发育完成		
胎动	因为胎宝宝的头部已经固定在孕妈妈的骨盆中，所以本月胎动的次数非常少		
皮肤	皮肤非常柔嫩，大部分的胎毛和白色的胎脂基本脱落		

二、缓解不适，顺利生下小宝宝

孕晚期，大体积的胎儿充满了孕妈妈的子宫，并开始下坠入盆，为分娩做准备，孕妈妈可能会出现胸闷气短、失眠、胃灼烧、尿失禁等不适，学会正确应对它们，才能帮助你顺利分娩。

1 胸闷气短，心慌慌

处于孕晚期的孕妈妈经常会出现胸闷气短、呼吸困难的现象，觉得胸口上不来气，甚至还需要在肩膀的协助下才能完成呼吸，其实，这是一种正常的生理现象。

孕晚期，总觉得胸闷、喘不上气

怀孕 28 周以后，随着孕妇子宫体积的不断增大，腹压升高，往上顶压腹部膈肌，因而减少了胸廓的体积，影响了膈及胸廓呼吸肌正常的呼吸运动，这是导致孕晚期胸闷气短的主要原因。其次，胎宝宝的过快增长压迫了孕妈妈的下腔静脉，使回心血量减少，孕妈妈的心肺都会承受着双重的负担，加之怀孕时间越来越长，孕激素的水平不断升高，孕妈妈的呼吸速度也随之越来越快，从而造成呼吸的不适，包括呼吸短促，有窒息感，总觉得胸闷、喘不上气等。个别的孕妈妈还会由于激素的增加，使肺部受到影响，进而刺激脑部的呼吸中枢，造成呼吸困难。

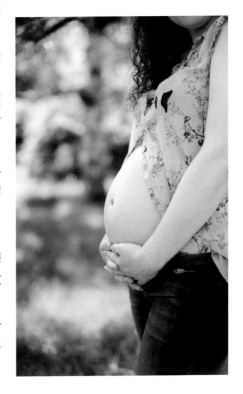

如果出现这种情况，孕妈妈不必过于担心，也无须吃药治疗，因为这是一种正常的孕晚期不适，等胎儿分娩后即会自行消失，孕妈妈只需要做到加强饮食营养，少量多餐，定期孕检以及注意休息即可，同时要注意避免在孕晚期体重增长过快、过多，以免加重呼吸不适的症状。

如果胸闷特别难受的话，建议孕妈妈去氧气充足的地方待一会儿，能帮助吸入更多的氧气，缓解这种不适。

● 不适症状巧应对

当孕晚期出现胸闷、喘不上气等情况的时候，首先要排除病理因素，然后再通过饮食、运动等方式加以调节。

均衡饮食，适量补铁

处于妊娠期的孕妈妈，人体的血容量相对平时会增加约1500毫升，因此，孕期很容易出现生理性贫血，导致血液的供氧能力下降，心脏的负担也会相应加大。贫血的常见症状是面色苍白、疲乏、无力、头晕、耳鸣、记忆力减退、注意力不集中等，重者可出现气短和心悸，特别是活动后气促，甚至心脏扩大、心力衰竭和水肿等。

当出现胸闷气短、呼吸困难等不适时，孕妈妈可以通过饮食来改善，建议保证均衡的营养摄入，合理搭配日常饮食，肉类、蔬菜类、水果等每天都要吃一点，并做好粗细搭配、荤素搭配和酸碱搭配，不可偏食或挑食。另外，还可适量补充铁元素，缓解贫血导致的胸闷。

含铁量高的食物推荐

菠菜	海带	上海青
猪肝	芹菜	樱桃
鸡肝	瘦肉	猪血
黑木耳	黄豆	芝麻酱
红枣	牛肉	鸡蛋

孕期常做扩胸运动，能强化胸椎活动范围，帮助展开胸腔，释放压力，有效缓解胸闷和抑郁，此外，还能增强背阔肌力量，防止孕期背痛，让颈椎血液通畅等。

步骤 **1**

孕妈妈站立在垫子上，双脚打开，与肩同宽，双手握空心拳，将肘关节弯曲，抬起到与肩同高的位置，使拳头位于胸前，拳心向下。

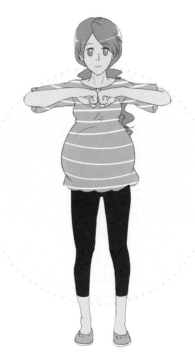

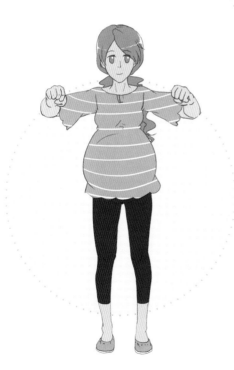

步骤 **2**

孕妈妈肩部用力，把双手手肘向两侧尽量打开，同时牵拉胸部。连续做1～2分钟即可。

**劳逸结合
缓解心悸**

心悸是一种自我感觉心脏跳动不舒服或者有心慌感的疾病，病人常会有心跳加快或减慢，或者时快时慢的感觉，特别是在孕晚期经常出现，使孕妈妈感觉胸闷气短，心慌意乱。其实，这是一种正常的生理现象，尤其是在活动量增多的时候，所以孕妈妈不必慌张，可以通过劳逸结合缓解，只要把握以下两个要点即可：

▶ **适当运动**

散步

做孕妇体操

练瑜伽

做简单的家务

▶ **充分休息**

保证优质睡眠

每天坚持午睡

听听音乐

适度按摩

**减少胸部的
压迫感**

胸闷气短时，切忌压迫胸部，以免加重呼吸困难，建议孕妈妈不管是站着、坐着还是躺着，尽量让肺部舒展，保持呼吸的顺畅。另外，孕期要穿宽松的衣物，因为过紧的衣服会妨碍到呼吸，尤其是内衣，最好选择孕妇专用内衣。

孕妈妈经验谈： **胸闷要先排除疾病因素**

孕妈妈需知道，胸闷是一种主观感觉，即呼吸费力或气不够用，它可能是身体器官的功能性表现，也可能是人体发生疾病的最早症状之一，如心脏疾病（某些先天性心脏病、风湿性心脏瓣膜病、冠心病、心脏肿瘤）呼吸道受阻（气管支气管内长肿瘤、气管狭窄、气管受外压）、肺部疾病（肺气肿、支气管炎、哮喘、肺不张、肺梗死、气胸）等。因此，建议孕妈妈如果孕期觉得胸闷，首先要排除疾病因素，再对症缓解和改善。

2 不能睡个好觉

到了怀孕晚期，孕妈妈可能会睡得很少，总是伴随着失眠、夜醒，感觉自己再也不能睡个好觉了，这与生理和心理的变化有关。

孕程增加，睡眠却越来越糟糕

随着妊娠时间的增加，孕妈妈的睡眠或多或少会受到一定的影响。首先，伴随着胎宝宝的逐渐生长发育，孕妈妈的身体会出现频繁排尿、呼吸短促、心率加快、腿部抽筋、腰酸背痛、胃肠道不适等情况，诸多不适就是造成孕妈妈睡眠障碍的主要原因；其次，由于妊娠引起的生活和工作的不便，会在不同程度上导致孕妈妈产生焦虑不安的情绪，再加上对分娩和产后生活的担忧、恐惧，难免会影响睡眠质量，导致失眠、夜醒频频发生。

● 不适症状巧应对

当孕妈妈的睡眠变得糟糕的时候，不妨吃点儿有安眠功效的食物，还可以选择做适量睡前运动、改变睡姿等，以改善睡眠质量。

| **吃有安眠功效的食物** | 吃对食物，助你好眠。孕妈妈需知道，合理的营养和良好的睡眠是密不可分的，当孕晚期睡眠不佳的时候，不妨吃点安眠功效良好的食物，可以帮助你更快、更好地入睡。 |

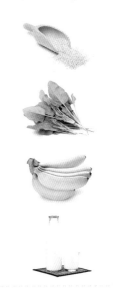

▶ **小米**。富含色氨酸，通过身体代谢能生成 5- 羟色胺，使人产生一定的困倦感，有助于改善孕期睡眠质量。

▶ **菠菜**。菠菜中富含钾、镁元素，饮食中适量补充钾和镁可以稳定情绪，调节神经系统功能，改善失眠的症状。

▶ **香蕉**。香蕉除了能平稳血清素和褪黑素外，还含有让肌肉产生松弛效果的镁元素，有助眠的功效。

▶ **牛奶**。牛奶中含有色氨酸，它是大脑合成 5- 羟色胺的主要原料，能让人产生睡眠欲望。此外，牛奶中的钙还能消除人体的紧张情绪，促进睡眠。

睡前少喝水

孕妈妈睡前应尽量少喝水，一是因为怀孕后，肾脏对于水的调节功能减弱，大量饮水会造成体内水的负荷增加，加重肾脏负担，增加起夜次数，从而影响夜间的正常睡眠；二是睡前喝太多水，多余的水分不能及时排出体外，就会滞留在皮肤表层，造成次日晨起后身体水肿，甚至诱发心力衰竭。而孕晚期的孕妈妈本身或多或少都会出现水肿的现象，睡前喝水过多势必会加重水肿，一定程度上也会影响睡眠质量和身体健康。

建议孕晚期每天白天少量多次饮水，每次 100 毫升，以保持体内有充足的水分，晚上则要少喝水，在睡前喝半杯，缓解下口干即可。

调整作息时间

孕妈妈的一言一行都会影响到胎宝宝的状况，规律的作息时间是促进胎儿正常发育和自身身心健康的重要保障，到了孕晚期，孕妈妈应适时调整自己的作息时间，让自己拥有高质量的睡眠，安心等待分娩。

一般来说，孕晚期易感疲劳，孕妈妈每天应至少保证 8 小时的睡眠时间，如果条件允许的话，可以再延长 1 小时。另外，为保证白天精力的充沛，还应在中午坚持 1 小时左右的午睡，如无条件者，至少也应卧位休息半小时。只有这样，才能保证孕晚期有充足的体力，顾好自己也顾好宝宝。

缓解精神疲劳

精神疲劳的表现有头晕、头痛、耳鸣、烦躁、易激动、怕吵闹、情绪低落、记忆力差、睡眠不安、对工作和生活产生厌倦感等。孕晚期由于胎儿临近分娩，孕妈妈难免会出现一些心理压力，造成精神疲劳，此时，要学会自我调节。比如看看孕产书籍，了解分娩相关知识，做到心中有数，避免产前焦虑和紧张等。也可以听听胎教音乐，和丈夫一起做孕晚期胎教，缓解自己的不良情绪。

选择正确的睡姿

怀孕后，孕妈妈子宫逐渐增大，睡姿显得尤为重要，尤其是到了孕晚期，如果睡姿不正确，会影响子宫的位置，使子宫周围的组织和器官受到压迫，对子宫和胎盘的血流量产生不利影响。

科学地讲，孕晚期应采用左侧卧的睡姿。左侧卧能够缓解妊娠时子宫对母体下腔静脉的压迫，增加心脏的血流量，随着流入心脏的血液增多，孕妈妈肾脏的血流量也会逐渐增多，这样不仅可以改善脑组织的血液供给，还能减缓妊娠高血压的出现，避免胎盘位置异常，促进全身血液流通，也有助于胎儿的健康发育。

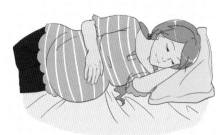

营造良好的睡眠环境

环境是影响睡眠的重要因素，对于孕妈妈来说，如果想要保证孕晚期的优质睡眠，就应该从改善家庭环境做起，为睡眠营造一个良好的环境。

具体来说，一个舒适的睡眠环境主要包括以下几个方面：

◆ 卧室温度、湿度要适中。其中，适合人睡眠的温度为 20 摄氏度，相对湿度为 65% 左右。

◆ 床头灯的光线要柔和。色调以暖色或中性色为宜，如鹅黄色、橙色、乳白色等。

◆ 选好卧室窗帘。建议选择遮光效果、吸音效果和保暖性好的窗帘，颜色不能过于深沉，也不宜太鲜亮。

◆ 选用承托性好的枕头。既能前撑脖子、后托头窝、固定头部，又能有效承托颈椎，并经常更换枕芯。

◆ 保持床上用品的清洁。包括棉被、床罩、睡衣、枕头等，并定期晒太阳杀菌。

◆ 经常为卧室通风换气。如经常开窗，保持室内空气的清洁和卫生。

◆ 选好卧室的位置。不要选择靠近马路或广场的，尽量保证安静。

孕妇枕是孕妇专用的枕头，主要作用是帮助孕妈妈保护腰部、腹部、腿部等，减少孕期不适。选购孕妇枕，应从自己的需求出发，尽量选择颜色浅、面料透气的，填充物宜选择纯棉的，才能有效保护孕妈妈和胎宝宝的身心健康。

给自己准备一个孕妇枕

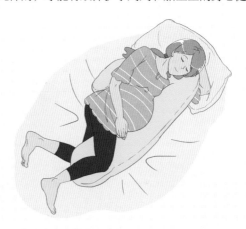

睡前适量运动

孕妈妈在睡前适量活动，对促进睡眠有益。这是因为适量活动能促进人体大脑分泌抑制兴奋的物质，帮助缓解孕期疲劳，增强体质，使人更快地进入深度睡眠，从而形成一个良性循环。很多孕晚期睡眠质量不高的孕妈妈都可以通过适量活动来改善睡眠，例如，睡前散散步，或者在床上做做孕妇操，练习睡前安胎瑜伽等，可以根据自己的喜好和实际情况进行选择。

孕妈妈经验谈： 不要因为失眠而失眠

孕期失眠并不可怕，可怕的是害怕失眠。很多孕妈妈因为对失眠的恐惧和害怕，产生了失眠—恐惧—紧张—失眠加重—恐惧加重—紧张加重—失眠更重的恶性循环，引起情绪性失眠，这是万万不可取的。对于情绪性失眠而言，孕妈妈首先要认识自己的情绪，并学会适度宣泄，其次，要培养自己健康规律的生活方式，相信睡眠质量一定会得以改善的。

3 苦不堪言的胃灼烧

据统计，50%以上的孕妈妈在孕中、后期会出现胃部灼热的症状，这是由多重因素造成的，不过，大部分孕妇在分娩后即可恢复正常，孕妈妈不必过于担忧。

孕期为什么会出现胃灼烧

胃灼烧是指括约肌缺乏弹性，无法紧闭，导致食物逆流回食道或口中的现象。引起孕期胃灼烧的原因主要有以下几点：

◆ 妊娠期孕激素水平增高。使食道下段控制胃酸反流的肌肉松弛，下食道括约肌压力下降，促使胃酸反流到食管里，引起胃灼烧。

◆ 孕激素减缓了胃部平滑肌波浪般的收缩。使胃内容物排空减慢，从而导致胃液反流到食道下段，引起胃灼烧。

◆ 子宫对胃部的挤压。随着胎儿的逐渐长大，孕妈妈子宫变大，对胃部的挤压促使胃内的压力增大，导致酸性的胃内容物逆流，刺激损伤食道下段黏膜，引起胃灼烧。

● 不适症状巧应对

胃灼烧会严重影响孕妈妈的食欲，如果情况严重的话，还会妨碍胎宝宝的健康发育。因此，掌握科学的应对方法很重要。

多吃纤维素含量高的食物

纤维素含量高的食物能促进人体的肠胃蠕动，增强消化能力，减少胃液倒流，从而缓解胃灼烧，建议孕妈妈在孕晚期出现胃灼烧时，重点摄入以下几类食物：

▶ **蔬菜类。**如上海青、菠菜、芹菜等。

▶ **水果类。**如苹果、香蕉、樱桃等。

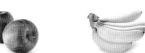

▶ **谷物类。**如燕麦、玉米、荞麦等。

饭前喝杯牛奶

牛奶等乳制品可以在人体的胃壁上形成一层保护膜，帮助减轻胃部的烧灼感，此外，牛奶中富含的钙质还可以中和胃酸，因此，有胃灼烧的孕妈妈可以在饭前喝一杯温牛奶。

饭后嚼一块无糖口香糖

嚼口香糖能促使口腔分泌更多的唾液，帮助缓和胃酸。而且，孕妈妈在嚼口香糖的时候，吞咽次数也会增加，能将胃酸往下推回胃里。建议孕妈妈每次饭后嚼一块无糖口香糖，以不超过 30 分钟为宜。

远离高脂肪、刺激性食物

孕期如果摄入过多高脂肪、油腻食物，会引起消化不良，而辛辣刺激的食物也会刺激肠胃系统，加剧胃灼热等胃部不适，这些食物孕妇最好远离。

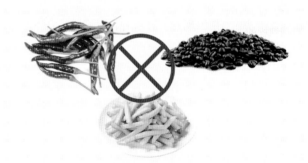

饮食不可过饱

人体胃黏膜上皮细胞的寿命很短，每 2 ~ 3 天就需要修复一次，如果孕妈妈长期饮食过饱，会大大加重胃部的负担，使胃黏膜得不到修复的机会，而且，胃里的内容物越多，就越容易反流至食管，从而引发胃灼热、胃糜烂、胃溃疡等肠胃疾病，严重的甚至会形成胃癌。

建议孕妈妈采取细嚼慢咽的进食方式，并坚持少食多餐，每餐吃七八分饱即可，另外，进餐时不要喝大量的水，避免胃部膨胀，以缓解胃灼烧。

**进食后不宜
立即躺下**

食物进入人体的胃肠道后，会在 1 ~ 2 小时达到吸收高峰，4 ~ 5 小时才能完全排空。如果人在进食后立即躺下，一方面会使胃里的食物得不到重力的作用，消化缓慢，大大增加了食物在胃中的滞留时间，直接影响食物的消化和吸收；另一方面，躺下不利于食物向肠道蠕动，可使胃里的食物形成倒流，对食管产生不良刺激，诱发或加重食管炎、胃灼烧等疾病。对于孕妈妈而言，吃完饭后立即躺下，还会引起食物堆积，导致孕期体重过度增加等，对胎儿的健康发育、顺利分娩和产后的身体恢复不利。

建议孕妈妈在吃完饭后先静坐休息 10 ~ 30 分钟，或者慢走半小时，待食物消化一部分之后，再去做其他的事情，有胃灼烧的孕妈妈更应注意。

**宜穿宽松的
衣服**

从孕 4 月开始，孕妈妈可以选购特定的孕妇装穿着了，一方面是为了适应孕期的身体变化，另一方面也能很好地帮助缓解孕期出现的下肢水肿、胃灼热等身体不适。尤其是对于孕晚期的孕妈妈来说，如果长期穿紧身衣物，会对腹部造成一定的压力，导致胃内容物往上回流，引发或加重胃灼热，因此，孕妈妈即使不穿孕妇装，也最好选择宽松的衣服穿着。

**用下蹲代替
弯腰**

饭后弯腰或做剧烈的运动等，体位的改变容易导致胃酸刺激食管下段黏膜下神经，使食物逆流回食道，加重孕晚期胃灼热。而且，经常弯腰还会压迫孕妈妈的子宫，导致胎宝宝缺氧，不利于其正常生长发育。建议孕妈妈如果必要情况下需要弯腰的话，用下蹲来代替，尽量保持上半身直立，在缓解胃部不适的同时还能锻炼盆底肌肉的力量，有利于日后的顺产，不过，下蹲时间不宜过长，以自己感觉舒适为宜。

睡觉宜采取半卧位

当孕妈妈的胃灼热情况严重时，可以试着采取半卧位，抬高上半身 10 ~ 15 度，以减少胃酸反流，缓解胃部不适。切记不能通过垫高枕头来抬高整个上身，这样反而会影响食物顺流入胃。

多喝温开水

多喝水对人体至关重要，这同时也是缓解和改善胃灼烧的一个简便、自然的方法，可以帮助胃部更好地消化食物，加快身体的新陈代谢。建议孕妈妈喝温开水，但要注意一次不能喝太多，最好采取少量多次的方式。另外，可以在每餐饭后喝一小杯水，能有效稀释和冲走可能反流至食管的胃酸，减少进食后可能出现的胃部不适。

保持大便通畅

为减轻胃食管反流，孕妈妈要尽量保证大便通畅，以避免增加腹内压力。孕晚期是便秘的高发期，如果孕妈妈有便秘史，可以多吃些香蕉、苹果、芹菜、上海青等富含膳食纤维的新鲜蔬果，使粪便柔软、易解出。同时要养成定时上厕所的好习惯，有规律地排便对身体健康十分重要。还可以做做运动，促进肠胃蠕动，这些都有助于预防或减轻便秘，从而降低腹内压力，防止胃食管反流。

孕妈妈经验谈： 生姜泡水缓解胃灼烧

生姜是日常生活中非常熟悉并且经常使用的调味品，同时也是一种对身体十分有益的中药材。研究表明，姜的抗炎和抗反胃功效相结合的能力可以加速人体的消化过程，通过增加另一层胃黏液，防止胃酸反流，从而有效对抗胃灼热，缓解反胃症状。孕妈妈可以用生姜泡水喝：将几片鲜姜放进滚水里，盖好盖子，泡 30 分钟，然后饮用即可。在饭前约 20 分钟喝生姜水的效果最好。

4 耻骨疼痛也作祟

耻骨位于大腿根部和小腹的交界处。到了孕晚期，胎儿发育得足够大，孕妈妈的耻骨难以承受那么重的负担，有些分离了，因而会产生耻骨疼痛。

耻骨联合疼痛是什么

女性的盆骨是由骶骨、尾骨及左右两块髋骨组成的，每块髋骨又由髂骨、坐骨及耻骨融合而成。骨盆的前方两耻骨之间由纤维软骨连接处，称为耻骨联合。简单来说，顺着肚脐沿正中线向下压，发现有硬块的物体就是耻骨联合了。

到了孕晚期，有些孕妈妈会经常感觉到耻骨莫名其妙的疼痛，有牵拉的感觉，大腿根部、耻骨、腰、胯部会出现不同程度的疼痛，尤其是翻身、上下楼梯以及走路、弯腰、蹲位、转身时，疼痛更加难忍，这就是耻骨联合疼痛。

耻骨联合疼痛通常是由耻骨分离引起的。未怀孕的女性两片耻骨的正常距离为 4～5 毫米，怀孕后，为了让宝宝有更多的生长空间，适应胎儿日益增大的生理需要和利于日后的分娩，孕妈妈体内的弛缓素和黄体酮会使韧带松弛，使得骨盆的伸缩性变大，造成耻骨之间的距离变大，因此，耻骨联合分离几乎会发生在所有妊娠的女性身上。若耻骨间宽度在 9 毫米以下，在妊娠的情况下属于正常的范围，通常没有症状，即便有疼痛也不太明显，孕妈妈一般不会有感觉，而当耻骨之间的距离大于 9 毫米时，子宫的压迫和孕妈妈的某些动作就会引起耻骨联合处的疼痛。

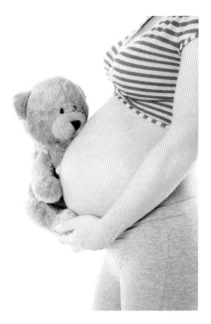

耻骨联合疼痛的程度因人而异，一般的疼痛可以通过日常生活方式的改善加以调节，此时孕妈妈是可以忍受的，但是倘若出现大幅度的耻骨错缝，在分离严重时导致韧带拉伤、水肿，造成行走困难，严重的甚至伴随着膀胱功能的障碍及大便失禁的情形，孕妈妈就必须卧床休息了，必要时还需去医院就诊。

● 不适症状巧应对

对于孕晚期出现耻骨联合疼痛的孕妈妈来说，如果程度较轻的话，可以通过日常生活中的悉心护理加以改善；如果疼痛较严重，建议去医院检查和采取应对措施。

日常动作幅度尽量小

在孕晚期出现耻骨联合疼痛的孕妈妈，日常生活中要注意多休息，不管是运动，还是起床或走路，动作幅度都要尽量小，避免因为动作幅度过大而造成事后疼痛加剧。特别是对于耻骨分离较大的孕妈妈，应适当减少不适宜的活动，不要强忍疼痛。如果某些动作让你感觉疼痛，尽量避免这些动作，以免病情恶化，需要更多的时间康复。

侧卧位，在两腿之间放一个枕头

有耻骨疼痛的孕妈妈在睡觉时宜采取左侧卧位，可以在双腿中间放一个枕头，帮助减轻疼痛感，如图所示。

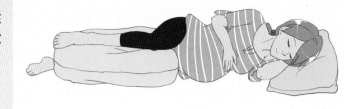

经常坐下来休息

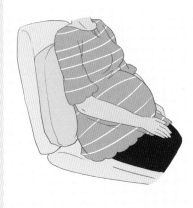

孕晚期孕妈妈本身就很容易感觉到疲劳和乏力，有耻骨联合疼痛的孕妈妈更是如此，为此，应经常坐下来休息。坐下时，应尽量挺直后背，并在背后放一个舒服的腰枕，让腰部有一个支撑物，以减轻压力。此方法同样适合每天坐办公室的职场孕妈妈。

练习双腿坐立前屈式瑜伽

到了孕晚期，在医生的允许下，孕妈妈可以坚持适量运动，对于有耻骨联合疼痛的孕妈妈来说，不妨试着练习一下双腿坐立前屈式瑜伽。

 双腿伸直并拢坐在垫子上，双手扶住髋关节，脚尖绷直，抬升胸骨，伸长脊柱并放松肩部。

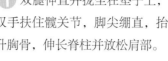
双腿坐立前屈式
该瑜伽体式简单易学，经常练习能增强肌肉与韧带的张力和耐受力，有效缓解耻骨疼痛。

 保持均匀的呼吸，恢复脊柱垂直，放松即可。

 吸气，双手在头顶合十，并保持脊柱挺直。

❸ 呼气，双膝略微弯曲，以放松脚部，双手撑地，将上半身慢慢前屈，靠近双膝，以不压迫腹部为准。

避免搬提重物

有耻骨联合疼痛的孕妈妈在日常生活中应尽量避免搬提重物，以免加大耻骨联合处的压力，导致疼痛加剧。如果实在需要的话，建议使用双肩包，会更舒适一些。

冰敷疼痛部位

孕妈妈可准备一个冰袋，冷敷于耻骨疼痛区，敷5分钟左右再起来扭扭腰，反复做几次，能让疼痛暂时得以缓解。

穿鞋底柔软的鞋

孕期建议孕妈妈选择鞋底较为柔软、舒适的平底鞋穿着，避免穿带跟的硬底鞋，以防因重心不稳而加剧耻骨联合疼痛。

孕妈妈经验谈： 疼痛厉害，到医院进行盆骨矫正

对于孕晚期出现的症状较轻的耻骨分离，孕妈妈只要在日常生活的小细节上多注意些，便可减轻疼痛。如果疼痛的症状较为严重的话，建议孕妈妈去专业的医院进行脊椎和骨盆检查诊断，必要时可以在医生的指导下选用合适的弹力束带束缚骨盆，增加骨盆的承重能力，以减轻对骨盆的压力。

现今产科医院一般选用专业的骨盆矫正带进行物理矫正，骨盆带选得好，可帮助孕妈妈快速恢复骨盆，缓解耻骨疼痛，选不好，则会适得其反，甚至妨碍骨盆的正常恢复，导致出现胯部增宽、大屁股、"O"型腿等不良的体型，还会给孕妈妈招致子宫下垂、阴道松弛、尿失禁等诸多妇科疾患。

骨盆位于人体的中部，两侧胯部中间，一般的骨盆带很难固定在这个突起的胯部，容易出现上窜下滑、不好用、没效果等现象。建议孕妈妈在专业人士的指导下选择宽25～30厘米的弹力束带，如菱形骨盆矫正带。

菱形骨盆矫正带由两个菱形结构组成，利用菱形结构的稳定作用结合人体工程学发明设计，三角力学固定，胯部四点内收，前后对应，稳、准、有力，可快速矫正耻骨，缓解耻骨痛，而且使用简单方便，是现今国际产科医学界广为推荐的一款直接、方便、有效的骨盆恢复产品。

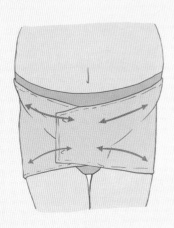

使用时孕妈妈需并拢双腿，将带子从后臀部向前拉伸，绕至耻骨联合处固定，松紧可以根据个体胯部的大小将胯骨部位双带上下移动进行调节，以骨盆能承受为标准，同时不影响下肢静脉回流。还要注意束带上缘不要高于耻骨联合，以免压迫腹部，影响胎儿的生长发育。

5 妊娠斑、妊娠纹横生

妊娠斑和妊娠纹是孕期常见的皮肤问题之一，虽然不至于对孕妈妈的身体造成什么伤害，但却影响了外表和心情的美丽。

妊娠纹的生长因人而异，一般从孕中期开始出现，分娩前一个月变得更明显。通常在孕妈妈的大腿和腹部出现，不过，由于每个孕妇的皮肤弹性不同，有的孕妈妈会在孕晚期甚至产前一个月才出现妊娠纹，也有的孕妈妈整个孕期都不会长妊娠纹，这都属于正常现象。导致妊娠纹产生的原因主要有以下三点：

▶ **孕期的激素变化**。正常情况下，人体肌肤的弹性纤维与腹直肌保持一定的弹力，能在一定限度内自由收缩，女性怀孕后，由于孕期激素的变化以及子宫的不断增大，腹部不断膨胀，皮内弹力纤维减弱、脆性增加，皮下毛细血管及静脉壁变薄、扩张，导致皮肤的胶原纤维受损，腹部、腿部等地方的皮肤变薄，弹力纤维断裂，透出皮下血管的颜色而形成妊娠纹。

▶ **孕妈妈体重增长过快所致**。妊娠纹增长的程度与孕妈妈孕期体重增长的快慢有一定的关系，如果孕妈妈体重增长过快，导致腹部迅速增大，其皮肤组织受到的破坏程度也更大，从而导致皮肤被剧烈拉伸，增加妊娠纹生长的概率和速度。

▶ **与孕妈妈自身的皮肤有关**。一般来说，年龄较大的孕妈妈更容易出现妊娠纹，因为相对年轻的孕妈妈来说，她们的皮肤更加干燥、老化，弹性也更差，容易出现弹力纤维断裂，滋生妊娠斑和妊娠纹。

孕期长妊娠纹是一种正常的生理现象，妊娠纹刚出现时是一些宽窄不同、长短不一的粉红色或紫红色的波浪状花纹，随着孕周的增加颜色逐渐变深，分娩后逐渐消退。由于妊娠纹是皮肤拉伸出现裂纹所致，所以一旦出现，很难消失。

● 不适症状巧应对

虽然妊娠斑和妊娠纹很难消失，但孕妈妈可以通过日常的饮食和护理加以预防，即使不慎出现了妊娠纹，也不必过于焦虑，做好皮肤的清洁和卫生，合理使用孕妇护肤霜，再加上适当的按摩，相信孕期的你一样可以很美。

合理补充蛋白质

蛋白质是孕期必需的营养素之一，能帮助胎宝宝建造胎盘，促进各种器官功能的发育，预防孕妈妈出现妊娠期贫血、水肿等不适。但是蛋白质的摄入并非越多越好，尤其是对于孕晚期出现妊娠纹的孕妈妈来说，如果摄入过多，会使体重过快增长，反而不利于预防和减少妊娠纹的发生。

蛋白质类别	来源	代表食物
植物蛋白	植物性食物	豆类 黄豆、绿豆等
		菌类 口蘑、猴头菇等
		谷类 玉米、小麦等
		干果类 花生、核桃等
动物蛋白	动物性食物	肉类 猪肉、鸡肉等
		乳类 奶酪、牛奶等
		禽蛋类 鸡蛋、鹌鹑蛋等
		海产类 海参、扇贝等
		动物肝脏 猪肝、羊肝等

建议孕晚期的孕妈妈每天补充 85 ~ 100 克蛋白质，可以重点摄入一些富含胶原蛋白和弹性蛋白的食物，如猪蹄、动物蹄筋和猪皮等。

多吃维生素 C

维生素 C 是一种很好的抗氧化剂，能消灭导致皮肤氧化的自由基，延缓皮肤老化的速度，还能抑制皮肤内黑色素的形成，淡化甚至去除皮肤上的妊娠斑，促进胶原蛋白合成，起到美白肌肤、提高皮肤亮泽度的效果。建议孕妈妈多吃新鲜的蔬菜和水果，摄取足够的维生素 C。

远离甜食和油炸食品

孕期应保证均衡的营养摄入，远离甜食和油炸食品等营养价值低、热量高的食品，改善肤质。另外，烹调方法也应注意，尽量避免煎炸，以免引起孕妈妈上火，加重体内的内分泌失衡，进而刺激皮肤产生妊娠纹等。

| **注重皮肤卫生** | 皮肤清洁卫生是预防妊娠斑和妊娠纹的第一步，也是重中之重。从怀孕时起，孕妈妈就应做好皮肤的清洁工作，包括乳房、腹部、外阴等，尤其要重点清洁容易长妊娠纹的部位。 |

孕期不同部位的洗浴方式	
颈部、耳后	用手指的指腹自下而上来回轻揉
乳房	用温水轻柔地冲洗，一只手轻托乳房，另一只手的指腹按顺时针方向轻揉
腋下	待沐浴液起泡后轻揉腋下，不要用搓澡巾用力揉搓
肚脐	用棉花棒蘸乳液清除污垢，等它软化后再用温水洗净
外阴	用清水清洗，擦干后再穿上内裤即可，不要随便使用清洗剂

| **做好防晒工作** | 太阳光中含有紫外线，如果照射到皮肤上，会加快妊娠纹和妊娠斑的生长，为此，孕期应做好防晒工作，避免在长时间的太阳下暴晒，尽量减少自身皮肤受到的伤害。 |

| **怀孕之日起涂防妊娠纹霜** | 孕妈妈需知道，妊娠纹重在预防。因此，从怀孕时起，孕妈妈就可以去母婴专卖店选购适合自己的防妊娠纹霜了，并在身体较易出现妊娠纹的部位如大腿内侧、腹部等，勤加擦拭，以增加皮肤和肌肉的弹性，促进血流顺畅，减少妊娠纹。 |

| **控制体重的增长** | 孕期体重增长过快是导致妊娠纹生长的重要原因之一。一般来说，整个孕期体重增长应控制在 11 ~ 14 千克，每个月的体重增加不宜超过 2 千克。为了随时随地了解自身的体重变化，建议孕妈妈购买一个体重秤放在家里，每天量一量，并根据体重变化随时调整饮食和运动规律等，做到心中有数。 |

**按摩改善
色素沉着**

孕妈妈每天洗完澡后，可用适量按摩油按摩一下自己身体容易出现妊娠纹的部位，每天做 5 ~ 10 分钟即可，按摩油可以根据自己的喜好选择。

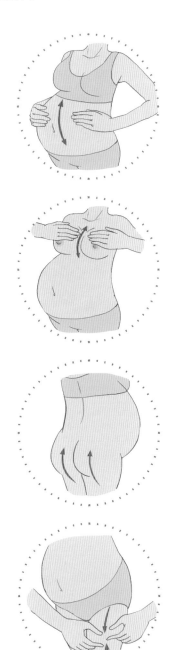

1 按摩腹部

将双手清洗干净，往手心里倒入适量按摩油，慢慢搓热，按上、下两个方向按摩肚脐两侧的腹部。

2 按摩乳房

双手摊开，放在两侧的乳房上，按照上下左右四个方向分别进行按摩，也可以分侧进行按摩。

3 按摩臀部

从后侧大腿往腰部的方向，自下而上，使用按摩油按摩，注意用力要均匀，双侧的臀部都要按摩。

4 按摩大腿

双手手掌展开，用手指指腹在大腿前侧和内侧上下按摩，做完一侧的大腿之后再换另一侧。

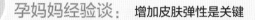

孕妈妈经验谈： 增加皮肤弹性是关键

要想预防孕期妊娠斑和妊娠纹的生长，增加皮肤弹性是关键。因为妊娠纹主要是皮肤纤维断裂所致，为此，孕妈妈应坚持少量多次饮水、多摄入维生素和胶原蛋白、日常使用护肤霜等，尽量增加自己的皮肤弹性，减少妊娠纹的产生。

⑥ 皮肤瘙痒难耐

孕晚期，孕妈妈皮肤瘙痒也是一种较常见的生理现象，大部分的孕期瘙痒在宝宝出生后会自然消失。孕妈妈注意生活细节，小心应对即可。

皮肤瘙痒的原因

导致孕妈妈在孕晚期出现皮肤瘙痒的原因有很多，具体来说，可以分为以下几个方面：

◆ 怀孕激素变化。从怀孕到生产后 1 个月左右，因激素增加，孕妈妈不仅身体会出现变化，就连皮肤也显得特别敏感，容易起疹子，感觉瘙痒，严重时会影响生活作息与情绪。

◆ 季节变化。在不同的季节，孕妈妈会出现有不同的皮肤问题，如夏季因气候潮湿、流汗多，容易出现湿疹或皮肤毛囊炎等问题，从而出现皮肤瘙痒；冬季，因为皮脂分泌减少，皮肤容易干燥，从而引发湿疹或缺脂性湿疹等问题，这些症状在全身任何部位都有可能发生。

◆ 血液中的胆盐浓度变化。在孕中期和孕晚期，孕妈妈的胆管受到不断增大的胎儿的压迫，导致胆汁引流受阻，影响了胆盐的排泄。这样胆盐就会瘀积在孕妈妈的肝脏内和血液中，从而产生黄疸。而神经末梢受到血液中胆盐的刺激，在临床中就表现为皮肤瘙痒的症状。

◆ 妊娠纹导致瘙痒。正常情况下，人体腹部的皮肤弹性纤维与腹直肌有一定的弹力，可在一定限度内自由伸缩。但是当孕中晚期，腹部被子宫撑大，将皮肤弹性纤维拉伸到一定限度时，就会发生断裂。这时，断裂的地方就会出现妊娠纹，并开始瘙痒。

◆ 食物、药物过敏。不少孕妈妈在食用辣椒、生姜、生蒜等辛辣刺激食物或接触某类化妆品后，短时间内会出现皮肤瘙痒、皮疹。

无危害的皮肤瘙痒

孕妇皮肤瘙痒有很多种类型，并不是每一种都会对孕妈妈和胎宝宝产生危害，孕妈妈遇到如下三类瘙痒症状时大可不必过于忧心。

▶ **多型性妊娠症。**部分孕妈妈的肚皮处会出现一些疹子，形状大多不规则像荨麻疹和丘疹，而且呈蔓延趋势，在大腿部、手脚处等也会出现。它一旦出现就会持续整个孕期，大多在产后一周痒痛感才消失，可在医生指导下通过药物来缓解。如果不治疗的话，孕妈妈们会因其带来的痒痛感，无法得到足够的睡眠时间。这种情况比较常见，多数因母体对胎儿的免疫引起。初产妇身上常见，此外怀多胞胎或孕期体重增速较快的孕妈妈也极易出现。

▶ **妊娠痒疹。**一些孕妈妈的腿部或者手臂处会有一些丘疹，它们看起来有点红或呈淡粉色，通常在产后痒痛感会消失，但疹子不会完全消失，多数会在皮肤上留有色素附着的印记。它通常在孕中、后期出现，一般可在医生指导下通过涂抹含激素少的药膏来治疗。这种情况出现没有明确的原因，可能是因为激素增多，也有可能与皮肤的干燥或外界的刺激有关。它对孕妇和胎儿没有什么显著的影响。

▶ **瘙痒性毛囊炎。**孕妈妈的下身尤其是腹部或大腿内侧等部位，会有一些鼓起的小包或者疹子，和妊娠痒疹出现的时间差不多，产后两周大多会消失。如果孕妈妈因为痒而扰乱心情的话，可以咨询医生涂一些药膏缓解。它对孕妈妈和胎儿没有什么危害，无须过于担心。

● 不适症状巧应对

出现皮肤问题时，饮食务必要清淡，尤其是皮肤瘙痒，孕妈妈切不可因为贪吃而影响自身的皮肤健康。此外，还应做好皮肤的清洁与卫生，加强日常护理，必要时可以在医生的指导下使用药物进行治疗。

**清淡饮食
少刺激**

孕期皮肤瘙痒的孕妈妈要注意，很多时候饮食能影响到这种症状的发展。有些食物很容易引起人体皮肤的异常反应，因此当瘙痒感出现时，孕妈妈要注意忌口。辛辣食物如姜、蒜、辣椒等刺激性很强，一定不要吃。另外，一些过敏源性食物，如海产品等最好也不要吃。孕妈妈应尽量坚持清淡饮食。

避免过度抓挠

一旦身体出现瘙痒，孕妈妈不应过度地抓挠，否则很容易导致皮肤被抓红，使皮肤表层脱落并形成血痂。久而久之，就会致使皮肤变厚、色素沉淀，进一步加重瘙痒的程度，从而诱发化脓性感染。

所以，当瘙痒出现时，孕妈妈应该尽量忍住不要狠挠，一旦抓破，引起感染将带来更多的问题。如果实在瘙痒难忍，可以尝试着涂抹一些润肤霜或橄榄油来缓解不适。涂抹的时候可以用消毒过的棉签蘸取适量润肤霜或橄榄油擦在瘙痒的部位，用棉签轻轻来回抹匀。

保持皮肤卫生

为了预防和减少皮肤瘙痒的发生以及减轻瘙痒症状，孕妈妈应该注意皮肤卫生，保持皮肤的清洁。洗澡可以很好地清洁皮肤，但是不当的做法会引起皮肤的异样反应。尤其是夏天待产的妈妈要勤洗澡，以免身体处于湿热的状态，给细菌营造滋生的环境。孕妈妈洗澡次数要控制好，一天1～2次比较合适，且水温要适宜，水温过烫会导致皮肤表皮因干燥而脱落，从而导致瘙痒感。洗澡时要采用站立的姿势，泡澡不可取，因为浴缸里可能会存储大量的细菌，对皮肤有刺激。孕期肥皂等刺激性强的沐浴产品要少用，可以适当用碱性小的沐浴液，此外也要做好皮肤的保湿工作。

选用舒适、透气衣物

在穿衣上，孕妈妈也要有所讲究。要尽量选择舒适、透气的衣服，衣服宽松能降低对瘙痒区的摩擦；材质上，应尽量选择棉质衣服，以免化纤衣物和皮肤互相摩擦而引发瘙痒。夏天时，要勤换衣服，避免汗渍的出现；冬天时，皮肤不要直接接触化纤材质的衣料，贴身衣服也要勤换洗，减少细菌滋生。

减少精神负担

　　紧张、压力过大、焦躁不安的情绪会使瘙痒加重，因而孕妈妈应该减轻自己的精神压力，调整好心态，避免紧张、激动、忧虑等情绪，时刻保持轻松愉快的心情。孕妈妈可以试着用下列方法调整情绪。

▶ **布置一个温馨的环境。**适当添一些婴儿用的物品，让那些可爱的小物件随时提醒你：一个生命即将来到你的身边！

▶ **通过语言传递心声。**每天你只要花几分钟的时间同宝宝说几句悄悄话，比如"宝贝，我爱你""你知道吗？我是你的妈妈"等。这样能增加与胎儿的联系，让孕妈妈对当好母亲这个角色更有信心。

▶ **接受音乐的洗礼。**每天花 20 分钟静静地接受音乐的洗礼吧，同时想象音乐正如春风一般拂过你的脸庞，你正沐浴在阳光里。

▶ **与幽默亲密接触。**准爸爸可以有意识地收集一些笑话、好玩的新闻，发挥一下他的喜剧才华，让孕妈妈经常开怀大笑。

▶ **记心情日记。**孕妈妈可以将自己在孕期的点点滴滴，尤其是心路历程记录下来，有利于心理疏导。

必要时在医生指导下用药

　　大部分孕妈妈会"谈药色变"，因为一些药物会对体内的胎儿有不良影响，一般很少有女性在孕期服用药物。其实孕妇妈妈们大可放心，不是所有的药物都会有明显的副作用。在瘙痒无法缓解且影响到正常生活作息的情况下，可以在医生的指导下，选用一些安全系数较高的药物。只要坚持两项原则：能少用的药物绝不多用；可用可不用的，则不要用。

孕妈妈经验谈：　皮肤瘙痒忌自行用药

　　孕妈妈皮肤瘙痒难耐的时候也要注意用药安全。不能像孕前那样，随便找些药物来口服或者涂抹，也切忌听信"偏方、秘方"，以防发生意外。孕期不同于平时，用任何一种药物都必须在医生的指导下进行。

频繁腹痛和宫缩

孕晚期如果只是出现轻微的腹痛，左侧位休息、深呼吸就可以缓解，但如果腹痛持续时间较长，就应该谨慎对待并及时就医。

孕晚期腹痛正常现象与危险征兆

怎么会突然感觉腹痛，不会要生了吧？但是离预产期还有一段时间，这又是为什么呢？该不会有什么危险吧？相信这是很多孕妈妈在第一次腹痛时的第一反应。其实，孕晚期生理性腹痛是正常的，无须担心，只有在出现一些危险信号时才需要及时就医，进行诊断和治疗。

▶ 腹痛的正常现象

增大的子宫不断刺激肋骨下缘，可引起孕妈妈肋骨钝痛。孕妈妈在远距离行走或体位改变时，会自觉上腹痛，或下腹耻骨膀胱受到压迫而觉得疼痛。到了妊娠晚期，可因假宫缩而引起下腹轻微胀痛，它常常会在夜深人静时作祟而于天明的时候消失，宫缩频率不一致，持续时间不恒定，间歇时间长且不规律，宫缩强度不会逐渐增强，不伴下坠感，白天症状缓解。

胎动于 28 ~ 32 周最显著，这可能会引起孕妈妈腹部局部疼痛或不适，但胎动结束后几秒钟或数十秒钟就可缓解。

▶ 腹痛的危险征兆

胎盘早剥。胎盘剥离所产生的疼痛，通常是剧烈的下腹部撕裂痛，且多伴有阴道出血。腹痛的程度受早剥面积的大小、血量的多少以及子宫内部压力的高低和子宫肌层是否破损等综合因素的影响，严重者腹痛难忍、腹部变硬、胎动消失甚至会出现休克等。一般来说，当胎盘剥离程度超过 50% 时，通常会引起孕妇的凝血机制失常和胎儿死亡现象。

先兆子宫破裂。子宫破裂常常发生在一瞬间，之前孕妈妈会感觉到下腹部持续剧痛，极度不安，并出现面色潮红、呼吸急促等现象，这就是先兆子宫破裂的前兆；子宫破裂的一瞬间，会出现撕裂样的剧痛，破裂后子宫收缩停止，疼痛可以得到暂时性的缓解，随着血液、羊水、胎儿逐渐进入孕妈妈的腹腔，腹痛又呈持续性加重，孕妇呼吸急促、面色苍白、脉搏细数、血压下降，直至陷于休克状态。子宫破裂较常发生于子宫曾有过伤口的病人。

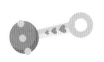

宫缩有什么感觉

宫缩，即子宫有规则的收缩，可以说是每一位孕妈妈都会经历的状况。那宫缩的时候有什么感觉呢?

分娩前数周，子宫肌肉较敏感，将会出现不规则的子宫收缩。此时的宫缩持续时间短、力量弱，或只限于子宫下部。有些人刚开始时还没感觉，只有用手去摸肚子时，才会感受到宫缩，而且孕妈妈会感觉宫缩频率越来越高。

临产的子宫收缩，是有规则性的。初期间隔时间大约是 10 分钟一次，孕妇感到腹部阵痛，并且阵痛的持续时间逐渐延长，至 40~60 秒。之后，疼痛的程度会随之加重，并且间隔的时候会逐渐变短，而当子宫收缩出现腹痛的时候，则可以感觉到下腹部很硬。孕妈妈疼痛的宫缩发生的部位各不相同，有些是在腹部，有的感觉在腰部。

当宫缩像浪潮一样涌来，阵阵疼痛向下腹扩散，或有腰酸、下腹排便感，不必担心，这种宫缩是为宝宝出生做准备。

怎样判断宫缩有没有危险

孕晚期，有的孕妈妈可能自觉频繁宫缩，且通过胎心监测也是如此，不免担忧自己有早产的危险。虽然频繁的宫缩并不一定有危险，但也不可掉以轻心，孕妈妈要结合怀孕周数、引起宫缩原因加以判别。

首先，孕妈妈要确定，宫缩频繁是否发生在 37 周之后，如果是，则需要加

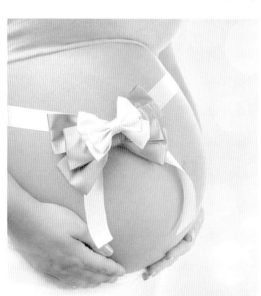

强宫缩频率的监测。一般新妈妈在 10 分钟之内痛 3 次，经产妇 10 分钟痛 1 次就要到医院评估待产了。

如果频繁宫缩发生在 37 周之前，就要担心早产了。如果通过深呼吸或经过休息可以减轻，则不需要特别担心，只需要注意减少活动量、加强休息即可。但是，宫缩频繁的程度很规则，而且越来越密集出现，那最好尽快就医，可能需要安胎。

辨别真假宫缩

孕妈妈在整个孕期都会有宫缩现象，这种宫缩强度非常弱，孕妈妈也不会觉得疼痛，更不会引起胎儿的流产或者早产，因此，也叫无效宫缩或者生理性宫缩，比较瘦的产妇可以感觉到，特别胖得产妇有可能一点感觉都没有。可是，当腹痛来临，我们该如何判断是真性宫缩还是假性宫缩？不妨看看下面的表格。

症状	真性宫缩	假性宫缩
规则性	规则收缩，且会逐渐变得密集	频率不规则
收缩间隔	越来越短，直至 3 分钟左右即收缩 1 次	间歇时间较长，一天 3～5 次，且持续时间短
收缩强度	越来越强	基本无感觉，且强度不会有变化
腹部硬度	子宫底越来越硬	子宫宫底的硬度不大，子宫比较放松、比较软
疼痛部位	腹部、腰部	下腹部
改善方式	无法经由休息获得缓解	姿势改变或休息即可缓解

值得注意的是，孕妈妈如果平时没有感觉到有宫缩，突然感觉到了1个小时有4～6次宫缩，且自己难以判断是真性宫缩还是假性宫缩，就应到医院让医生判断。

● 不适症状巧应对

腹痛可能是一种生理现象，也有可能是一种危险的征兆。出现这种情况的孕妈妈要学会自己辨别和处理，只有这样才能保障自身和胎宝宝的健康。尤其是到了孕晚期，即将面临分娩，如果自己拿不准，应尽早就医。

腹痛开始，先休息

如果是正常的生理性腹痛，一般通过休息即可缓解，因此，对孕妈妈来说，当感觉到腹痛开始时，需立即停下手头的事情，选择安静、舒适的地方休息一会儿，以免腹痛加剧。

孕妈妈如果是处于工作中，最好暂时离开，找一处空气流通的地方休息。

左侧卧缓解生理性腹痛

一般孕妈妈到了孕晚期，子宫会轻度右旋，错误的姿势容易增加子宫对周围组织器官的压迫，尤其是对腹主动脉及下腔静脉的压迫，从而造成腹痛，影响子宫胎盘血流量，可能还会造成胎儿缺氧。因此，为缓解生理性腹痛和利于宝宝生长发育，孕妈妈可选择左侧卧的睡姿。

调整呼吸缓解阵痛

研究发现，女性的呼吸频率减慢一半后，不适感就会明显减轻。深呼吸能转移注意力，缓慢有节奏的呼吸有助于身体停止对疼痛做出"迎战或逃跑"的反应。

当宫缩疼痛加剧时，在每次感觉到宫缩即将到来的时候开始呼气，然后在宫缩进行中，通过全身的协调，进行短促而有力的呼吸，这个时候尽量不要耗费大量的体力。当宫缩过去后，孕妈妈可以采用深呼吸的方式让自己放松。

孕晚期避免剧烈运动

较激烈的运动可能会引发早期子宫收缩。如果孕妈妈本身就很容易发生子宫收缩，或是存在有早产的危险因子，就要避免激烈运动，尽量多休息。

孕晚期孕妈妈也要注意节制性生活。剧烈的性交动作也可能会引发子宫收缩，特别是孕妈妈有宫缩频繁的症状或存在早产的危险因素，孕期性行为需要格外注意，以母婴安全为首要考虑。

孕妈妈经验谈： **腹痛伴其他症状，尽快就诊**

如果感到腹痛，但是没有其他异常情况，胎动也很正常，各位孕妈妈无须太过紧张，只需要好好休息就可以了。但是，如果腹部疼痛持续的时间很长、剧烈疼痛的程度到了难以承受的地步，或者是伴随着有阴道出血、破水等症状出现的话，则需要及时到医院就诊，排查一下早产、胎盘早剥、子宫破裂等情况，以防不良后果的发生。

8 尿失禁的尴尬

孕晚期，孕妈妈会阴的压迫感会更强烈，小便的次数也较之前更频繁，情况严重的孕妈妈会控制不住尿液排出，经常出现尴尬的情况，这便是尿失禁。

孕晚期尿失禁的原因

孕晚期尿失禁是一种正常的生理现象，但是给孕妈妈的生活带来了诸多不便，总的来说，主要由以下两种原因引起的：

一是进入孕晚期后，胎头与骨盆衔接，由于妊娠子宫或胎头向前压迫膀胱，会使膀胱变得扁扁的，能够储存的尿液量会比之前几个月更少，因而排尿次数会增多，孕妈妈会经常跑厕所。当胎儿压迫膀胱后，还容易出现压力性尿失禁，当孕妈妈大笑、咳嗽或者打喷嚏时，腹压会突然增大，因而也更容易发生尿失禁。

二是孕妈妈骨盆底肌肉发育不良或受过外伤，以及孕期锻炼不足，导致承托功能差，随着子宫的增大，盆底肌变得柔软且被推向下方，无法对盆腔内器官起到承托作用而发生尿失禁。

● 不适症状巧应对

了解了孕晚期尿失禁出现的原因之后，孕妈妈就要学会对症解决了。下面提供了一些日常生活中的应对尿失禁的方法，供孕妈妈参考。

控制利尿食物的摄入	利尿食物会增加孕妈妈排尿的次数，从而使尿失禁的发生更加频繁。常见的利尿食物有西瓜、冬瓜、红豆、葡萄等，这些食物未怀孕的人多吃都会频繁排尿，孕妈妈吃后效果会更加明显，所以出现尿失禁的症状后，孕妈妈要尽量避开这些食物，可以向家人说明情况，不要让这些食物出现在餐桌上。
不可减少饮水量	有些孕妈妈认为多喝水会增加重尿失禁的症状，所以很少喝水，这种做法并不可取。因为孕妈妈需要的水分比孕前还要多，如果饮水量不足，就会导致缺水而引起便秘等其他不适症状。孕妈妈在白天喝水不要过量，也不要一次喝很多，否则排尿的间隔时间会更短。傍晚以后要少喝水，因为夜间多动量少，更容易产生尿液。睡觉时也尽量多采取左侧卧位，减少子宫对膀胱的压力。

千万不要憋尿

孕妈妈有了尿意就应该及时排尿，切不可憋尿。憋尿不仅会加重尿失禁症状，还会因憋尿时间太长而影响膀胱功能，造成尿潴留，严重的需要进行手术，对产后的恢复也会造成影响。如果在排尿的过程中有尿痛、尿液浑浊等现象，应该及时就医。

用卫生棉避免尴尬

为了避免尿失禁后的尴尬，孕妈妈可以适当使用卫生棉，但是排尿后要及时更换，不能长时间使用，每天也要清洗外阴，以免引起尿路感染等疾病。孕妈妈选择卫生棉时，质量要合格，可以用孕期专用的卫生巾。

常做缩肛练习

缩肛练习可以强化肛门周围的肌肉，对预防和缓解压力性尿失禁有良好的作用。孕妈妈可以在每天临睡前或起床后，躺在床上练习，大小便后也可多练习几次。

具体动作如下：

▶ 孕妈妈平躺在床上，脚后跟并拢，头部与脚跟成一直线，集中注意力，慢慢吸气，用力缩紧肛门和阴道，保持10秒；呼气，慢慢地放松下来，再重复练习。每次做50次左右，持续5～10分钟即可。

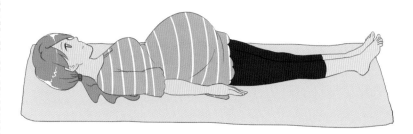

盆底肌伸展运动是通过呼吸控制盆底肌，从而增强其弹性，有助于锻炼阴道、肛门括约肌及盆底肌肉的收缩力，从而控制排尿。锻炼时，孕妈妈要注意安全，身体不适应的话立即停止练习，最好有家人在旁边陪伴。

具体动作如下：

▶ 首先，孕妈妈坐在有靠背的椅子上，屈膝，双手自然地放于下腹部，收紧骨盆底肌肉，然后放松，再收紧，反复数次。吸气，利用下背部和腹部肌肉的力量尽可能地收紧盆底肌。慢慢呼气，缓缓地放松盆底肌。

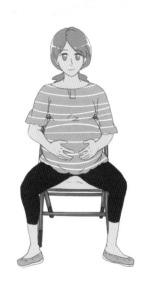

▶ 其次，孕妈妈以猫式瑜伽动作跪坐于叠好的薄毯上，双膝稍稍分开。向前倾斜肘部并将额头放于双手手背上。吸气，收紧括约肌。呼气，完全放松，重复3次。平稳地呼吸时，快速地收紧，然后放松尿道部位。然后尽量向内收紧阴道两侧的肌肉，保持深长的呼吸，慢慢放松所有的骨盆肌肉，重复练习几次。

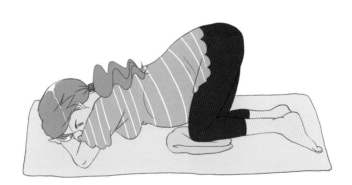

骨盆放松练习

骨盆放松练习也是对缓解尿失禁很有效的一种运动。在锻炼时，孕妈妈要先排空膀胱，有早产风险的孕妈妈不宜做。

具体动作如下：

▶ 孕妈妈四肢跪下呈爬行动作，背部慢慢伸直，轻轻收缩臀部肌肉，将骨盆推向腹部，弓起背，持续几秒后放松。

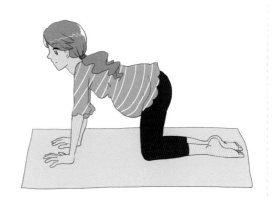

孕妈妈经验谈：勿把胎膜早破当尿失禁

胎膜早破后，羊水会从阴道流出，缺乏经验的孕妈妈会认为这是尿失禁造成的，如不及时就医，就会增加胎儿受感染的机会，脐带也容易脱垂，严重的会造成胎儿死亡。因此，当阴道流出液体与尿液不同时，就要引起重视了。确认为羊水后，孕妈妈应立即躺下休息，并垫高臀部，防止羊水大量流出。孕妈妈可以通过以下方法判断阴道流出的液体是否为羊水：

羊水的颜色是无色、透明的，偶尔混合少量血液变成淡粉色。

尿液闻起来有氨水味，羊水没有异味。

尿失禁通常流出的尿量较少，而羊水量大，且后续时多时少。

液体流出时，孕妈妈妈妈可以尝试收缩阴道，如果液体停止流出就是尿液，不能停止流出可能就是羊水。

9 越来越严重的便秘

怀孕后，孕妈妈很容易出现便秘症状，有些孕妈妈会持续整个孕期。进入孕晚期后，由于子宫的压迫，便秘症状还会越来越严重，如果得不到缓解，还容易导致孕妈妈患上痔疮。

孕程推进，便秘日益严重

怀孕后，孕妈妈体内雌激素、孕激素含量增高，导致胃肠功能下降，加上在孕早期，早孕反应引起呕吐、食欲不振，使体内水分不足，因此容易引起便秘。到了孕晚期，子宫越来越大，压迫肠道，使胃肠蠕动更加减缓，孕妈妈行动更加不方便，活动量减少，所以会使便秘症状越来越严重。

孕期便秘危害多

孕期，便秘症状如果长时间得不到改善，会给孕妈妈和胎儿造成不利影响。

◆ 排便不畅容易使人体排泄的废物在肠道内停留过长时间，从而毒化体内环境，还容易产生孕妇斑。

◆ 如果孕妈妈持续1～2周都未能排便，就容易导致腹痛、腹胀，严重的可导致肠梗阻。

◆ 严重便秘的孕妈妈在分娩时，可能会因堆积在肠管中的粪便妨碍胎儿下降，导致产程延长。

◆ 便秘会使孕妈妈感到很痛苦，从而影响情绪，加重孕晚期的焦虑感。

● 不适症状巧应对

面临孕晚期出现的便秘，孕妈妈可以通过饮食、运动等加以改善，既能缓解自身的不适，也能让胎宝宝更加健康。

吃点粗粮更健康

粗粮中富含膳食纤维，能够促进肠道蠕动，从而缓解孕期便秘，还能减少人体对毒素的吸收。此外，粗粮中含有多种孕期所需的营养素，能够为孕期吃得较精细的孕妈妈补充所缺的某些维生素和微量元素。但是不能每天都用粗粮当主食，孕妈妈可适当吃。便秘的孕妈妈可以将玉米、小米、燕麦、黑米等粗粮交替着吃，既能换换口味，又能提高食欲。

新鲜蔬果不可少

新鲜蔬菜和水果含有丰富的维生素，能为孕妈妈提供多种营养物质。这些食物中还含有丰富的水分和膳食纤维，能够刺激消化液分泌，加速肠道运动，缩短食物在消化道中停留的时间，并使大便更加松软、更容易排出。常见的新鲜蔬菜和水果中，如芹菜、菠菜、白菜、香蕉、苹果等都具有润肠通便的作用。

食用坚果要适量

坚果可以为孕妈妈提供脂肪、蛋白质等营养物质，有利于胎儿感官和大脑的发育，还能预防早产。但是坚果类食物的油性较大，蛋白质等含量高，孕妈妈消化功能减弱，如果食用过量的坚果，容易引起消化不良，增加肠胃负担，对便秘不利。

补钙要适量

孕晚期，孕妈妈需要补充一定的钙才能满足自身需求和胎儿生长发育，但是补钙要适量，孕晚期孕妈妈每天补充1500毫克钙即可，补充过量不仅会影响孕妈妈对其他营养物质的吸收，还会使肠蠕动减慢，加重便秘症状。孕妈妈补钙时最好采用易消化的天然食物补充，钙剂则应选择有利于促进肠道消化的种类，这样可以减少便秘的发生。

养成定时排便的习惯

孕妈妈可以在晨起、早餐后或临睡前应该养成按时如厕的习惯，即便没有便意，孕妈妈也应该坚持一段时间，久而久之，就会养成定时排便的习惯。这些时间段，孕妈妈体内已经积累了一天的废物，排便也有利于将体内毒素及时排出，为胎儿营造健康的生长环境。孕妈妈不管什么时候出现便意，都不能强忍着，而应该立即如厕，如果不及时排便，容易使便意消退，时间长了便秘症状就会越来越严重。

早上起床喝杯温水

　　患有便秘的孕妈妈可在每天早晨起床后空腹喝一杯温开水，以滋润一下干燥了一晚上的肠道。早上喝水，有利于充分调动胃肠的活动力，让处于睡眠状态的肠胃蠕动起来，促进排便，从而缓解便秘。便秘症状较为严重的孕妈妈还可以用温开水冲蜂蜜喝，蜂蜜也具有润肠通便的作用，对缓解便秘效果较好。

不要吃辛辣食物

　　辛辣食物容易上火，引起燥热，还会影响人体的消化功能，加重便秘。孕妈妈怀孕后就应该少吃辛辣食物。孕晚期，孕妈妈更要严格限制辛辣食物，以免加重便秘，影响胎儿和自身的健康。

每天适当活动

　　孕晚期造成孕妈妈便秘加重的原因之一便是活动量减少，因此孕妈妈千万不可因为活动不方便而久坐着不动。适量的运动可以增强孕妇的腹肌收缩力，促进肠道蠕动，缩短食物通过肠道的时间，从而起到预防或减轻便秘的作用。孕妈妈可以适当做一些力所能及的轻量运动。

身心愉悦，排便更轻松

　　不少孕妈妈无法正常排便，因此会产生焦虑的情绪，这种情绪又会反过来加重便秘症状，形成恶性循环。发生便秘后，孕妈妈应该积极进行调理，还要放松心态，尤其是在排便的过程中不可心急。平时也要保证充分的休息和睡眠，保持良好的精神状态和乐观的生活态度，这些都利于孕妈妈身心愉悦，对缓解便秘很有好处。

不可自行服用泻药

　　泻药对身体有一定的伤害，长期使用还会影响肠道的吸收功能，孕妈妈不可自行使用此种药物，以免给自身和胎儿造成严重的伤害。如果便秘严重，孕妈妈可以在医生的指导下适当服用无害药物来通便。

做能缓解便秘的运动

不少适合孕妈妈练习的运动可以减轻便秘的症状，还有助于生产。在锻炼的过程中，孕妈妈不要勉强，如果体力不支就不宜做，运动的时候，家中最好有人在，以保证安全。步步莲花式就是一种能缓解孕期便秘的瑜伽动作，孕妈妈可适当练习。

具体动作如下：

▶ 孕妈妈仰卧在瑜伽垫上，双手放于身体两侧，掌心向下。吸气，双腿向上伸直。呼气，左腿绷直下落。右腿屈膝，大小腿呈直角状，大腿向胸口方向弯曲靠拢。吸气，双腿交换动作，重复几次。然后双腿慢慢落地，伸直并拢，仰卧休息。

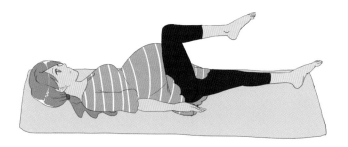

孕妈妈经验谈： **便秘了，切忌用力排便**

出现便秘后，粪便堆积在肠道内令孕妈妈感到非常难受，因此在排便时会长时间在厕所，如果实在难以排出，就会习惯性地用力排便，这种做法在孕晚期是非常危险的。因为排便时用力过猛，容易导致痔疮发作，还可能引起子宫收缩，增加早产的危险，危及母婴安全。因此，孕妈妈排便困难时，要注意掌握排便力度，如果排便过程中因用力过猛而出现不适，应该立即前往医院检查。

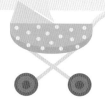

10 分娩前的紧张与焦虑

分娩前，由于疼痛和担心胎儿能否顺利出生，孕妈妈通常会产生焦虑的情绪。孕妈妈在孕期就应该掌握缓解紧张和焦虑的办法，以便分娩前能派上用场，不要胡思乱想。

临近分娩，诸多担心油然而起

孕妈妈在孕期就容易产生焦虑的情绪，临近分娩的时候，所有的担忧都集中在了一起，更容易使孕妈妈感到紧张。虽然在临产前就已经确定了生产方式、经过了产前检查，但孕妈妈既希望能早点见到宝宝，又会担心会不会难产、生产时会不会很痛、宝宝出生后健康与否等问题，这种矛盾的心理容易让孕妈妈过分焦虑。如果孕妈妈不能及时调节情绪，势必会给自己造成很大的心理负担。

产前焦虑的不良影响

孕妈妈临产前的情绪对能否顺利分娩起着十分重要的作用。产前过分焦虑和担心，会影响孕妈妈的睡眠和休息，容易引起大脑皮质失调，使子宫收缩不协调，子宫颈口不易扩张，延长分娩时间，严重的还会导致难产。

产前焦虑往往会延续到分娩过程中，使孕妈妈不能很好地利用宫缩间隙进行休息和补充能量，导致分娩时没精神和体力，容易疲劳。

● 不适症状巧应对

对于大多数孕妈妈来说，分娩时出现紧张和焦虑是很正常的，不过，可以通过提前了解相关知识、做做分娩训练、调整心态等方式加以缓解。

提前了解分娩知识

产前孕妈妈就应该正确认识分娩，做好充分的思想准备，准备得越充分，分娩也会越顺利。孕妈妈应该了解分娩是生理功能的一种自然现象，是每个女人必经的人生过程。一般，孕期护理得当，临产前做好充分的准备，分娩时积极配合医生，分娩都能顺利进行，不用过分担心。孕妈妈还应该了解分娩的三个产程，每个产程中的用力方法，以及分娩前后分娩休息时的营养补充等知识，为分娩做好各项准备。

做分娩训练

为了减轻孕妈妈对分娩的恐惧感，以及确保分娩的顺利进行，临产前孕妈妈可以做分娩训练，模拟分娩时的场景，这样可以避免在分娩时过于慌乱，缩短分娩时间。孕妈妈也可以提前制作一份分娩计划表，以免入院后因紧张忘了之前的准备。孕妈妈训练时，还要掌握缓解阵痛和分娩疼痛的呼吸法，腹式呼吸在分娩时可以帮助孕妈妈用力和减轻疼痛感，产前孕妈妈可以适当练习。此外，孕妈妈还可以做一些有助于分娩和缓解紧张情绪的动作训练，如直立式。

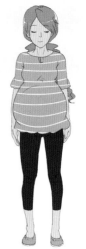

具体动作如下：

▶ 孕妈妈取站姿，双腿伸直并拢，双臂自然垂于体侧。双脚稍微分开，闭上双眼，双膝放松。舌头平放在口腔底部，不要抵住上颚。保持正常的呼吸 1 分钟，然后睁开双眼。

适当外出，放松情绪

临近分娩，孕妈妈适当外出活动，如晒太阳、散步等对改善紧张情绪是有帮助的。整天坐在家里，孕妈妈更容易胡思乱想，出门走动可以让孕妈妈暂时将注意力放到户外的风光上。户外开阔的视野可以让孕妈妈感到更轻松，而且户外空气新鲜，对孕妈妈的身体也有好处。需要注意的是，孕妈妈临产前出门，必须有家人陪同。

宽容心态面对宝宝的到来

为了迎接宝宝，孕妈妈除了要做好物质和生活准备外，还要做好相应的心理准备。毕竟宝宝的到来会给家庭生活带来很大的变化，不过，孕妈妈也不要担心宝宝的到来会使自己没有个人时间，应该多想想宝宝出生后，能给自己带来快乐和给一家人带来的幸福感，以积极乐观的态度面对宝宝的到来。

准备宝宝物品，转移注意力

去医院生产前，孕妈妈应该和准爸爸一起将入院的物品准备好，宝宝出生后要使用的物品也要一起带到医院。产前准备宝宝的物品可以让孕妈妈将注意力集中到收拾物品上，暂时忘记分娩的焦虑。产前需要准备的宝宝物品包括内衣、外套、包布、垫被、小毛巾、尿布等。

多与准爸爸、家人交流

孕妈妈释放紧张和焦虑的情绪，除了要注意自我调节外，向人倾诉也是一种好方法。孕妈妈产生不良情绪后，千万不可憋在心里，以免出现产前抑郁的情况，而应该将自己的担忧告知他人。准爸爸和家人是孕妈妈首选的倾诉对象，因为孕妈妈在孕期的担忧与不适他们都看在眼里，孕妈妈与他们交流更能得到安慰，准爸爸和家人得知孕妈妈的忧虑后，也会采取措施减轻她的压力，以确保分娩能顺利进行。

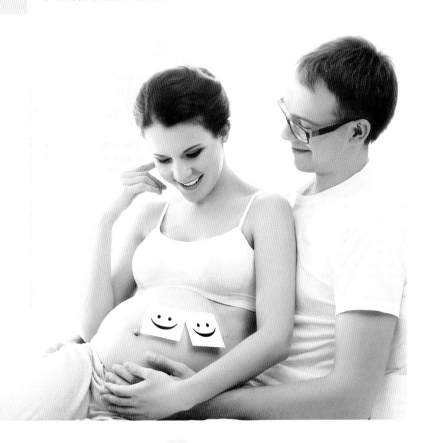

练习狮子吼瑜伽，缓解压力

狮子吼瑜伽可以让人非常放松，释放内心的压力，还有助于排出体内废气，适合精神紧张的孕妈妈练习。

具体动作如下：

▶ 孕妈妈取金刚坐姿，双膝稍稍分开，背部挺直，将双手掌放在双膝上，五指张开，张大口，尽量将舌头朝下巴伸展，眼睛注视眉心或鼻尖，用嘴呼吸，瞪大眼睛，使面部肌肉充分伸展，然后低头时发出狮子般的吼声。

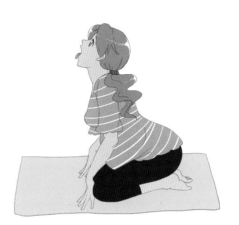

 孕妈妈经验谈： 准爸爸的支持至关重要

孕育宝宝是整个家庭的事，作为一家之主，孕期和分娩中遇到的各种问题都应该有准爸爸的参与。而且在孕妈妈担忧的时候，准爸爸的安慰和支持，可让她感觉到自己不是在孤军奋战，对分娩也更有信心。

准爸爸可以和孕妈妈一起去参加产前知识课堂，互相交流、沟通，这样可以减少孕妈妈的恐惧和忧虑；在临睡前可以给孕妈妈按摩，缓解临产前的不适，让孕妈妈身体更加放松，帮助其入睡，使孕妈妈能得到更好的休息；孕妈妈外出散步时，准爸爸要陪同，这样更利于感情交流，此时也是孕妈妈向准爸爸倾诉的好时机。

到了预产期，准爸爸应该减少工作量，随时准备陪孕妈妈去医院生产，有准爸爸在，孕妈妈的心理会感到更踏实。

三、悉心护理，告别孕晚期不适

进入孕晚期，胎儿生长速度加快，孕妈妈腹围增长迅速，行动更加不便。因此在饮食习惯和生活起居都要特别小心，越是接近预产期，越不能掉以轻心。

合理饮食——补足能量

孕晚期需要补充的关键营养素

碳水化合物

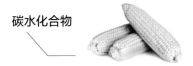

孕32周，胎儿开始在肝脏和皮下储存糖原及脂肪。此时，如果孕妈妈饮食中碳水化合物摄入不足，将造成蛋白质缺乏或酮症酸中毒。

蛋白质

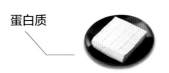

孕妈妈对蛋白质的需求量是随着孕期的延长而增加的，孕晚期蛋白质摄入不足，会导致自身体力下降，产后恢复不良、乳少等，胎儿生长发育也会变慢。

维生素 B_1

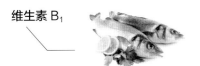

如果孕妈妈维生素 B_1 摄入不足，易出现呕吐、倦怠、体乏等不适表现，还可影响分娩时子宫收缩，使产程延长，分娩困难。

膳食纤维

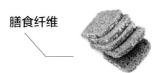

孕晚期，逐渐增大的子宫会压迫到内脏和肠道，孕妈妈很容易发生便秘。为了缓解便秘带来的痛苦，孕妈妈应该注意摄取足够的膳食纤维，以促进肠道蠕动。

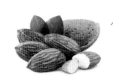

各类必需脂肪酸

孕晚期是胎儿大脑细胞增殖的高峰期，孕妈妈需要充足的亚油酸转化为花生四烯酸，以满足胎宝宝大脑发育所需。

少吃多餐，注意食物选择

进入孕晚期，由于子宫增长迅速，压迫胃部，孕妈妈的食量会有所减少，因此，饮食要以量少、丰富、多样为主，一般采取少吃多餐的方式进餐，多选择体积小、营养价值高的食物，如鱼类。同时，要适当控制进食的数量，特别是高脂肪食物。如果此时不加限制，过多食用高脂肪的食物，会使胎儿生长过大，给分娩带来一定困难。

孕晚期不需要刻意增加食量

孕晚期，尤其是接近临产，胎宝宝的大脑、骨骼、血管、肌肉都已形成，各个器官发育成熟，皮肤逐渐坚韧，皮下脂肪逐渐增多。如果孕妈妈摄入营养过多，会使胎宝宝长得太大，也会使自身肥胖。孕晚期按照之前的饮食结构就能为胎宝宝提供足够的营养，不用担心他会营养不足。

孕晚期每日应摄入的食物种类	摄入量
主食	400 ~ 450 克
新鲜蔬菜	400 ~ 500 克
水果	200 克
畜、禽、鱼肉类	200 克
蛋类	50 ~ 100 克
豆类及其制品	50 ~ 100 克
奶类	250 克

职场妈妈避免饥饿

孕妈妈原本需要补充的能量和营养就比较多，越临近生产，越要吃饱、吃好。而在上班的孕妈妈往往没有那么多时间可以吃东西，也没有在家里那么方便。因此，我们建议上班族孕妈妈带点自己喜欢吃的零食或者水果在办公室吃，这样既能防止太过饥饿而造成低血糖，又可以为身体补充足够的营养和能量，为后续的分娩做好准备。

2 健康生活——养好自身体力

孕晚期，孕妈妈的肚子越来越大，生活上自然会有诸多不便，再加上此时很容易发生早产，为了确保宝宝的顺利降生，孕妈妈需要注意以下事项，并做好护理。

保持正确的活动姿势

随着孕程不断推进，孕妈妈的身体越来越笨重，行动也越来越不便，如果孕妈妈的睡、站、坐姿及行走姿势不正确，极易引起身体疲劳，甚至有损胎儿健康。尽管如此，孕妈妈还是可以找到一些方式来保持正确的姿势以减轻身体的负担，下面就是一些可以用到的小贴士。

▶ **正确的站姿**。肩部放松，将两腿平行，两脚稍微分开，距离略小于肩宽，双脚平直。如果站立时间较长，则将两脚一前一后站立，并每隔几分钟变换前后位置，使重心落在伸出的前腿上，这也可以减少疲劳。

如果孕妈妈的工作性质需要长时间站立，也要想办法让自己隔段时间坐一会儿，把双脚放在小板凳上，这样有利于血液循环和放松背部。

▶ **正确的坐姿**。孕妈妈由立位改为坐位时，要先把手撑在大腿或扶手上，再慢慢地坐下。坐时先稍靠前边，用双手支撑腰部向椅背方向慢移，然后移臀部于椅背，挺直脊背，使其舒适地靠在椅背上，双脚平行叉开。在深坐椅中，后背笔直靠椅背，大腿成水平状，并与膝关节成直角，大腿也要尽可能地保持水平，双腿可以适当平行叉开。因此，孕妈妈应尽量选择带靠背的椅子，且椅子不应过高、过矮，以 40 厘米为宜。

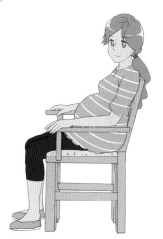

> (温馨提示) **孕妈妈坐车要系安全带**
>
> 在生活中，我们常会听到一些孕妈妈抱怨，害怕系上安全带会压迫到腹中的胎儿。其实，这个考虑完全是多余的。相反，不论开车还是坐车，孕妈们比常人更需要安全带的保护。
>
> 孕妈妈系安全带时注意：安全带的肩带应该置于肩胛骨的地方，而不是紧贴脖子；肩带部分应该以穿过胸部中央为宜，腰带应置于腹部下方，不要压迫到隆起的肚子；整个人的身体姿势要尽量坐正，以免安全带滑落压到胎儿。

▶ **正确的行走姿势。** 背部保持直立、抬头、紧收臀部，脚跟先着地，步步踩实，保持全身平衡，稳步行走。不要用脚尖走路，切忌快速急行，也不要向前突出腹部。特别是上下楼梯时，要挺直背，看清楼梯，一步一步地上下，每一脚都踩稳。按照先脚尖、后脚跟的顺序，把整只脚放在台阶上。如果有扶手，一定要扶着走，以免发生意外。

睡觉时采取左侧卧位

一般建议，孕妈妈孕晚期宜采取左侧卧位，此种卧位可纠正增大子宫的右旋，能减轻子宫对腹主动脉和髂动脉的压迫，改善血液循环，增加对胎儿的供血量。左侧卧位可以减轻增大的妊娠子宫对孕妇主动脉及髂动脉的压迫，可以维持正常子宫动脉的血流量，保证胎盘的血液供给，给胎儿提供生长发育所需的营养物质。若有下肢水肿或腿部静脉曲张的孕妇，在取左侧卧位的同时最好将腿部适当垫高，以利于血液回流，减轻下肢水肿。

做好乳房保健

孕晚期，孕妈妈胸部增大的速度减慢了，孕妈妈的乳房已经完全有能力制造乳汁了。这时候的护理，除了正常的清洁外，还可以适当进行乳房的按摩。孕妈妈可以在每晚临睡前，用一只手托住乳房，另一只手的食指、中指放在乳房上方，用打小圆圈的方式从乳房根部方向按摩，然后再对乳房的侧面及下方进行按摩。两只乳房交替进行，每次重复 4 次左右。

孕妈妈们要注意，在进行乳房按摩的时候，用力要轻柔，因为女性的乳房是非常敏感的部位，护理不当可能会引起宫缩。

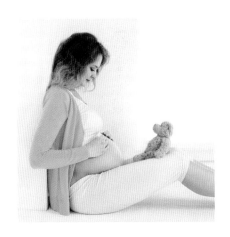

职场妈妈工作不可太劳累

作为还在职场奋战的孕妈妈，要合理安排自己的工作时间，不仅要避免身体上的疲劳，还要避免精神上的疲劳。孕妈妈应尽量避免参加集体活动，也不要给自己太大的工作压力。如果持续工作时间比较长了，一定要起身活动活动，也可以到户外走走，缓解一下紧张的情绪。

3 合理运动——保卫大肚子健康

在孕晚期，孕妈妈增加休息时间是必要的，但增加活动量不仅对维持健康有益，而且也可以缩短产程，减轻分娩痛苦。孕妈妈可以选择安全、平缓的运动进行锻炼。

孕晚期运动注意事项

孕晚期的运动幅度不宜过大，选择一些舒展筋骨的运动，配合呼吸法练习，对即将到来的分娩帮助比较大。具体而言，需要注意以下几点：

◆ 听取医生的建议。在孕晚期，孕妈妈应根据医生的建议选择是否应该进行孕晚期运动。如果医生告诉你是前置胎盘，阴道出现了不规则出血、提前出现宫缩等现象，则不宜运动。

◆ 运动要舒缓。整个孕晚期运动应以舒缓为主，加强盆底肌肉训练，同时加强腿部、手臂等肌肉训练，为分娩做好体能和肌肉训练。

◆ 特殊情况及时就医。在运动时如果孕妈妈出现阴道出血、有液体流出，出现不寻常的疼痛或者突发疼痛、胸痛、呼吸困难、严重或持续的头痛或头晕等问题，一定要立即停止运动，最好马上去医院。

练习凯格尔运动，锻炼骨盆肌肉

凯格尔运动的目的在于借着伸展骨盆底的耻骨尾骨肌来增强肌肉张力。盆底肌锻炼可改善直肠和阴道区域的血液循环，有助于产后会阴撕裂的愈合及预防产后痔疮。甚至有研究表明，强有力的盆底肌可有效缩短产程。

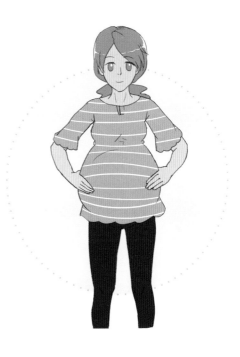

孕妈妈可以在任何地方做凯格尔运动，电脑上网、看电视，甚至在超市排队时都可以做。按照以下方式进行练习：收紧阴道周围的肌肉，就像努力憋尿一样；保持收紧状态，从1数到4，然后放松，如此重复10次，每天坚持做3次。

练习坐角式瑜伽，放松骨盆肌肉

　　孕晚期的瑜伽练习均在孕中期练习的基础上进行，但根据孕妈妈的身体状况，个别的体位会需要专业的孕期瑜伽师来进行相应的调整，强度也会根据需要加强或减弱。孕晚期瑜伽应重点加强髋部以及核心肌群力量，为准备生产进行最后的身体准备与调整。下面介绍坐角式瑜伽，有助于舒缓骨盆和臀部，促进骨盆区域的血液循环，有益分娩。

步骤 1

　　孕妈妈坐于瑜伽垫上，双腿向前伸展，勾起脚尖。

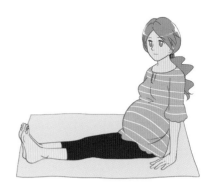

步骤 2

　　两手在背后支撑，双腿依次缓慢地向外打开，尽量向身体的外侧伸展，以感觉舒适为限，绷直脚跟。

步骤 3

　　双手伸直放在身体前侧，吸气，抬头，眼睛尽量向上看，保持脊柱挺直，脚尖绷直。再次吸气，颈部充分放松，胸部向前推。

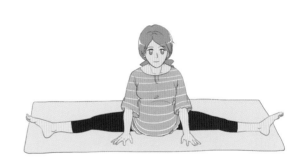

进入孕晚期，孕妈妈可坚持练习孕妇分娩操，不但有利于控制孕期体重，还有利于顺利分娩。锻炼可以增加腹肌、腰背肌和骨盆底肌肉的张力和弹性，使关节、韧带松弛柔软，有助于分娩时肌肉放松，减少产道的阻力，使胎儿能较快地通过产道。同时，运动可缓解孕妈妈的疲劳和压力，增强自然分娩的信心。

当然，孕妈妈在练习分娩体操时要注意运动时间、运动量、热身准备，防止过度疲劳和避免宫缩。另外，有习惯性流产史、早产史、此次妊娠合并前置胎盘或严重内科疾病者不宜练习。

▶ **普拉提式的侧腔呼吸**。吸气时尽量让肋骨感觉向两侧扩张，吐气时则要让肚脐向背部靠拢。这种呼吸方法可以使身体深层的肌肉都获得锻炼，有助于加强腹肌和骨盆底部的收缩功能，对孕妇的自然生产很有帮助。此外，对肺活量的锻炼，也能让她们在生产时呼吸得更加均匀平稳。

▶ **盘腿运动**。保持后背腰部挺直，双脚脚掌相对，用手拉向身体，双膝上下活动，宛如蝴蝶振翅，重复 10 次。这可以拉伸大腿与骨盆的肌肉，同时可以改善分娩时的体位，保持骨盆柔韧性，增强下身的血液循环。

如果比较难完成这个姿势，可以靠着墙来支撑后背，或者是在大腿底下放上垫子，但一定要保持后背笔直。

面临分娩，每一位产妇都会感到紧张、害怕，不知所措，很多人因此而发生难产，或损伤会阴部。其实，能否轻松而顺利生出宝宝，很多时候取决于分娩前所做的准备。如果在分娩前用心练习拉梅兹分娩法，即做助产体操、身体放松和呼吸技巧等练习，那么当产痛来临时会帮助你减轻痛苦，有助于宝贝轻松、顺利地出生。

拉梅兹分娩呼吸法，也被称为心理预防式的分娩准备法，通过对神经肌肉控制、产前体操及呼吸技巧的学习，有效地让产妇在分娩时将注意力集中在对自己的呼吸控制上，从而转移疼痛，适度放松肌肉。

进入孕晚期，医生都会建议孕妈妈在准爸爸的陪同下进行拉梅兹呼吸法的训练。为了达到更好的训练效果，孕妈妈在练习前，应充分了解分娩过程中自身的身体变化及胎儿的状态，并坚持练习到分娩。

▶ **基本姿势。**在客厅地板上铺一条毯子或在床上练习，室内可以播放一些优美的胎教音乐。孕妈妈可以轻松平躺在毯子上或床上，在音乐声中，孕妈妈首先让自己的身体完全放松，眼睛注视着同一点。

第一阶段 / 胸部呼吸法

方法：孕妈妈学习由鼻子深深吸一口气，随着子宫收缩就开始吸气、吐气，反复进行，直到阵痛停止才恢复正常呼吸。

> 注意：胸部呼吸是一种不费力且舒服的减痛呼吸方式，应用在分娩开始时。此时，宫口开了 3 厘米左右，子宫每 5 ~ 6 分钟收缩一次，每次收缩约长 30 ~ 60 秒，孕妈妈们可以通过这种呼吸方式准确地给家人或医生反应有关宫缩的情况。

第二阶段 / 嘻嘻轻浅呼吸法

方法：让自己的身体完全放松，眼睛注视着同一点。孕妈妈用嘴吸入一小口空气，保持轻浅呼吸，让吸入及吐出的气量相等，呼吸完全用嘴呼吸，保持呼吸高位在喉咙，就像发出"嘻嘻"的声音。当子宫收缩强烈时，需要加快呼吸，反之就减慢。练习时由连续 20 秒慢慢加长，直至一次呼吸练习能达到 60 秒。

> 注意：此呼吸法应用在胎宝宝一面转动，一面慢慢由产道下来的时候。宫颈开至 3 ~ 7 厘米，子宫的收缩变得更加频繁，每 2 ~ 4 分钟就会收缩一次，每次持续 45 ~ 60 秒。随着子宫开始收缩，采用胸式深呼吸，当子宫强烈收缩时，采用浅呼吸法，收缩开始减缓时恢复深呼吸。

第三阶段 / 喘息呼吸法

方法：孕妈妈先将空气排出后，深吸一口气，接着快速做 4 ～ 6 次的短呼气，感觉就像在吹气球，比嘻嘻轻浅式呼吸还要更浅，也可以根据子宫收缩的程度调解速度。练习时由一次呼吸练习持续 45 秒慢慢加长至一次呼吸练习能达 90 秒。

注意：当宫颈开至 7 ～ 10 厘米，孕妈妈感觉到子宫每 60 ～ 90 秒钟就会收缩一次时，应用此方法进行呼吸。

第四阶段 / 用力推

方法：孕妈妈下巴前缩，略抬头，用力使肺部的空气压向下腹部，完全放松骨盆肌肉。需要换气时，保持原有姿势，马上把气呼出，同时马上吸满一口气，继续憋气和用力，直到宝宝娩出。当胎头已娩出产道时，孕妈妈可使用短促的呼吸来减缓疼痛。每次练习时，至少要持续 60 秒用力。

注意：此呼吸法应用于宫颈全开，助产师也要求产妇在即将看到婴儿头部时，用力将婴儿娩出。孕妈妈此时要长长吸一口气，然后憋气，马上用力。

第五阶段 / 哈气运动

方法：阵痛开始，孕妈妈先深吸一口气，接着短而有力地哈气，如浅吐 1、2、3、4，接着大大地吐出所有的"气"，就像在吹很费劲的东西一样。孕妈妈学习快速、连续以喘息方式急速呼吸如同哈气法，直到不想用力为止，练习时每次需达 90 秒。

注意：进入第二产程的最后阶段，孕妈妈想用力将婴儿从产道送出，但是此时助产士要求不要用力，以免发生阴道撕裂，等待宝宝自己挤出来，孕妈妈此时就可以练习哈气运动。

4 心理调节——安心迎接宝宝

进入孕晚期，很多孕妈妈的情绪变化会比以往大很多，有的是因为身体的变化，有的是因为对生产的恐惧，有的是对宝宝出生后的担忧……此时，可以通过以下方式进行心理调节。

多和其他孕妈妈交流，减轻分娩恐惧

对于很多初次怀孕的新妈妈来说，十月怀胎的艰辛她们大都能承受，但分娩的痛苦却让她们有些担心、焦虑，甚至恐惧。一味担忧、恐惧其实对解决问题并无益处。

新妈妈应明白，分娩固然很痛，但只有经历之后，才会体验到宝宝诞生的喜悦，才能真正完成从人妻到人母的角色转换。孕妈妈可以提前了解一些分娩知识，熟知分娩过程，并在孕晚期开始进行拉梅兹呼吸法、骨盆训练方法的练习，为减轻分娩疼痛做好准备。

和其他孕妈妈交流、讨论分娩的事情，也可以让你获得更多讯息，对分娩中可能遇到的问题事先了解，并找出每个问题的解决方法。这样就不会临时手忙脚乱，也会帮助稳定情绪。

利用无害方式宣泄不良情绪

生活中出现烦恼是正常的，孕妈妈心中如果有了烦恼或怨气、怒气后，一定要及时地宣泄出来，可以找亲朋好友倾诉，并接受他们的劝告，也可直接找发生矛盾的对象心平气和地交谈，以解开疙瘩，消除误会。

此外，孕妈妈还可以通过写日记的方法，将苦恼和烦闷的情绪倾诉出来。不管利用何种方式，不良情绪都是越早疏导越好。

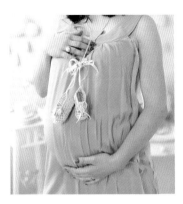

畅想未来的宝宝，让自己更从容

不管有什么不开心的事情，不论有什么困难，只要想到宝宝出生后可爱的模样，心情就好了很多。这可能是多数孕妈妈直观的心理反应，也可以作为一种有益的心理调适法。尤其是当孕妈妈心情烦闷时，可以多畅想宝宝出生后带来的快乐和幸福，还可以借此转移注意力。

四、专家支招，孕晚期特别提醒

越到孕晚期这个"冲刺"阶段，孕妈妈们越要在日常生活和待产准备上注意，以防宝贝提前"报道"。为了迎接宝宝的顺利降生，孕妈妈和准爸爸还需要注意哪些事情呢？

1 确定宝宝的胎位是否正常

胎位是指胎儿先露的指定部位与母体骨盆前、后、左、右的关系，正常胎位多为枕前位。胎位直接影响到自然生产时是否能够分娩顺利。妊娠 30 周后经产前 B 超检查，发现臀位、横位、枕后位、颜面位等称之为胎位不正，其中以臀位常见。

一旦确诊为胎位不正，孕妈妈应积极配合医生，在医生的指导下纠正胎位。但少数孕妇在临盆前仍有胎位改变的机会。

读懂 B 超单上胎位的写法

胎位为先露部位的代表在产妇骨盆的位置，亦即在骨盆的四相位——左前、右前、左后、右后。顶先露的代表骨为枕骨（Occipital，缩写为 O）；臀先露的代表骨为骶骨（Sacrum，缩写为 S）；面先露的为代表骨为下颏骨（Mentum，缩写为 M）；肩先露的代表骨为肩胛骨（Scapula，缩写为 Sc）。

顶先露有六种胎位：左枕前（LOA）、左枕横（LOT）、左枕后（LOP）、右枕前（ROA）、右枕横（ROT）、右枕后（ROP）。

臀先露有六种胎位：左骶前（LSA）、左骶横（LST）、左骶后（LSP）、右骶前（RSA）、右骶横（RST）、右骶后（RSP）。

面先露有六种胎位：左颏前（LMA）、左颏横（LMT）、左颏后（LMP）、右颏前（RMA）、右颏横（RMT）、右颏后（RMP）。

肩先露有四种胎位：左肩前（LScA）、左肩后（LScP）、肩右前（RScA）、肩右后（RScP）。

2 谨防早产、难产

宝宝顺利降生是所有孕妈妈的心愿，到了孕晚期，孕妈妈尤其需要注意生活和饮食细节，预防早产和难产的出现。

在孕 28～37 周，胎儿就分娩出的就是早产。早产是目前对宝宝危害较大的原因之一，因为早产的宝宝未完全发育好，各器官发育不成熟，可能会出现呼吸窘迫综合征、高胆红素血症、坏死性小肠炎、脑室出血、动脉导管持续开放、视网膜病变、脑瘫等，所以预防早产就显得十分重要。孕妈妈要按时产检，及早发现并预防引起早产的高危因素。同时，在日常生活中要更加谨慎，尤其是上下楼梯、进出浴室时，平底鞋要合适，不做下肢活动剧烈的活动，以免造成下腹充血。另外，孕妈妈在孕晚期尽量不要到人多的地方去，以免拥挤或发生碰撞，也不要拿重的或在高处的东西，更不宜进行性生活。

难产泛指在分娩过程中出现某些不利情况，或因母亲骨盆腔狭窄、子宫或阴道结构异常、子宫收缩无力或异常导致胎儿娩出困难。难产的原因和胎儿、产道、子宫收缩三者的互动息息相关，其中，胎儿过大是常见的导致难产的原因之一。孕妈妈在孕早期开始便要适当控制体重，合理饮食，以防胎儿过大。

3 和准爸爸一起做胎教

孕晚期，胎儿各器官、系统发育逐渐成熟，对外界的声音、光照、触摸等刺激反应更为积极，是胎教的黄金阶段。如果此时准爸爸能够加入进来，一起给宝宝做胎教，对宝宝教育更有益哦。

声学研究表明，胎儿在子宫内最适宜听中、低频率的声音，而男性的说话声音正是以中、低频率为主。因此，准爸爸坚持每天对子宫内的胎儿讲话，给宝宝唱歌、讲故事，让胎儿熟悉父亲的声音，能够唤起胎儿最积极的反应，有益于胎儿出生后的智力及情绪稳定。

除此之外，准爸爸也可以在起床后或睡觉前，用手轻轻抚摸孕妈妈腹部，再用手指在胎儿的体部轻压一下，与胎儿进行交流。

4 提早做好住院和分娩准备

每个孕妈妈对即将到来的新生命都充满期待，但由于缺乏经验，多数孕妈妈往往不知道住院时需要用到什么，什么时候入院等，结果导致分娩前手忙脚乱，影响孕妈妈和新生儿护理。

提早准备入院所需证件、用品

从孕晚期开始，新妈妈便可以开始准备宝宝出生后所需的用品了。入院需要用到的东西可以根据实际情况选择，如果医院有提供则自己可不带。

重要物品	妈妈用品	宝宝用品
夫妻双方身份证、生育证、结婚证、产检手册和病历本、医保卡、现金、银行卡。	一次性内裤、月子服、月子帽、月子鞋、哺乳文胸、产褥垫、产妇卫生巾、一次性马桶垫、洗漱用品、水杯、吸奶器、小零食。	开襟内衣、外套、袜子、包被、新生儿帽、尿布或纸尿裤、棉柔巾、配方乳、奶瓶、奶瓶刷、护臀膏、婴儿霜、纱布、面巾、浴巾、脸盆、婴儿碗、硅胶软勺。

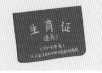

及早确定分娩医院

最好选择一直做产前检查的医院，便于医生更好地了解孕妈妈的个人情况，及时对出现的各种情况做出正确诊断。如果有时间，孕妈妈也可以提前参观了解分娩的医院，比如医生资质、服务水平、住院环境以及特色分娩服务等。尽量不要在临产时临时改变分娩医院。

了解清楚从家到医院的交通状况和路线

制定好在不同情况下去医院的各种方案，做好在上下班交通高峰期、夜间等特殊时间段及时到达医院的准备，并且能正确估计出路上需要的时间。

提前了解分娩医院的住院流程

包括病房床位是否充足、床位价格、入院所需手续及押金多少，等等，这样就可以早做准备。

5 细心观察，留意临产信号

分娩开始前，常有一些临产信号，如有规律的阵痛、见红、破水等，这是身体向你发出的一连串信号，孕妈妈都可以感觉得到。因此，孕妈妈应细心观察自身情况，为分娩做好准备。

▶ **子宫底下降。** 初产妇到了临产前两周左右，子宫底会开始下降，这时会觉得上腹部轻松起来，呼吸会变得比前一阵子舒畅，胃部受压的不适感觉减轻了许多，饭量也会随之增加一些。

▶ **下腹部有受压迫的感觉。**由于子宫底下降，分娩时宝宝即将先露出的部分已经降到骨盆入口处，因此，会出现下腹部坠胀，并且出现压迫膀胱的现象。作为孕妈妈，你的直观感受就是腰酸腿痛、走路不方便、尿频。

▶ **见红。**妊娠最后几周，子宫颈分泌物增加，孕妈妈自觉白带增多。随着子宫有规律地收缩，子宫颈的黏液栓开始排出，加之子宫内口胎膜与宫壁分离，有少量出血。这种出血与子宫黏液栓混合，自阴道排出，称为见红。见红是分娩即将开始比较可靠的征兆。如果出血量大于平时的量，就应当考虑是否有异常情况，可能是胎盘早剥，需要立即到医院检查。

▶ **腹部有规律的阵痛。**一般疼痛持续 30 秒，间隔 10 分钟。之后，疼痛时间逐渐延长，间隔时间缩短，称为规律阵痛。初产妇从阵痛开始到分娩，会持续 12 小时以上，因此，从阵痛开始后，孕妈妈可以和家人准备住院物品，并提早到医院待产。

▶ **破水。**羊水从阴道流出，俗称"破水"。因为子宫强而有力的收缩，子宫腔内的压力逐渐增加，子宫口开大，头部下降，引起胎膜破裂。如果出现早期破水，应及时住院待产。

6 慎用补品

孕期，孕妈妈为满足胎儿生长增加营养是必需的，但如果因此而自行服用一些补品，则不可取。孕妈妈滥用补品、补药危害大，其实只要消化功能正常，就不必吃补品，正常饮食就好。

任何滋补性的药品都具有药的属性，都要经过人体内分解、代谢，都会有一定的副作用，包括毒性作用和过敏反应。孕妈妈进补时一定要弄清补药的特性，针对自己的体质和实际需要，在医生的指导下进补，而不是自己乱服补药。

相较于补药，很多孕妈妈在补品的选择上则随意很多，往往并没有经过正常检查便自行服用多种维生素、矿物质、铁剂或钙片等。如果身体不缺乏这些营养素，补充过量则会损害胎儿健康，如大量服用维生素 A，可能导致胎宝宝骨骼畸形、泌尿生殖系统缺损以及腭裂等。

因此，如果孕妈妈脾胃功能良好，食欲正常，就应该在吃得好、吃得全、吃得可口上下工夫，注重日常生活中饮食的搭配和多样化，多吃新鲜蔬菜和水果，注意调养。如果一定要服用补品，也要在医生的指导下进行。